肥胖和糖尿病：一刀说拜拜

主　编　吴海福　楼文晖　高　源
主　审　秦新裕　高　鑫

U0322705

上海科学技术文献出版社
Shanghai Scientific and Technological Literature Press

图书在版编目（CIP）数据

　　肥胖和糖尿病：一刀说拜拜 / 吴福海，楼文晖，高源主编 .
—上海：上海科学技术文献出版社，2016.5
　　ISBN 978-7-5439-7012-0

　　Ⅰ.① 肥…　　Ⅱ.①吴…②楼…③高…　　Ⅲ.①肥胖病—
外科手术②糖尿病—外科手术　　Ⅳ.① R589.25 ② R587.15

　　中国版本图书馆 CIP 数据核字 (2016) 第 082733 号

责任编辑：张　军
封面设计：袁　力
插　　图：何义舟

肥胖和糖尿病：一刀说拜拜

主编　吴海福　楼文晖　高　源　主审　秦新裕　高　鑫
出版发行　上海科学技术文献出版社
地　　　址　上海市长乐路 746 号
邮政编码　200040
经　　　销　全国新华书店
印　　　刷　常熟市人民印刷有限公司
开　　　本　650×900　1/16
印　　　张　9.25
字　　　数　107 000
版　　　次　2016 年 5 月第 1 版　2016 年 10 月第 2 次印刷
书　　　号　ISBN 978-7-5439-7012-0
定　　　价　30.00 元
http://www.sstlp.com

序 一

随着经济发展和生活方式的改变，病态肥胖和糖尿病已经成为对人群的严重威胁。目前我国成年人超重率已接近30%，而糖尿病患病率高达11%以上，患病总人数居全球第一位。近年来减重手术对这些代谢疾病的治疗效果已得到国际公认，在西方发达国家得到普遍开展和推广，并已成为此类代谢疾病的常规治疗选择。对于我国庞大的肥胖及2型糖尿病人群，亟须普及代谢与减重外科的知识，以更好地促进代谢与减重外科在我国的发展，造福患者。

由吴海福副教授联合我院减重及代谢外科MDT团队多位专家编写的这本《肥胖和糖尿病：一刀说拜拜》，深入浅出地介绍了代谢外科手术的适应证、手术方式、术后生活方式管理等各方面的内容。减重手术是一个系统工程，需要临床多学科的协作，本书的编写人员来自内分泌科、普外科、麻醉科、护理学部、营养科等多个专业领域，他们从多学科的角度对代谢与减重外科进行阐述，一定会让我们的读者对这一新领域的发展有全面的了解。本书特色鲜明，内容丰富，侧重临床科普是本书的一大特点。我相信本书的出版将有助于患者更好地了解代谢与减重外科。

秦新裕

教授、博士研究生导师

中华医学会外科学分会 副主任委员

中华外科学会胃肠外科学组 组长

上海医师协会普外科分会 会长

序 二

一个偶然的机会，我听说手术可以治疗肥胖和肥胖伴早期 2 型糖尿病，因为肥胖和糖尿病是现代生活方式下困扰很多人的疾病，经常会有听众向我们咨询类似问题并倾诉无法彻底治愈的苦恼。但是，手术真的能治疗肥胖吗？会反弹吗？有什么不良反应吗？这种手术吓人吗？是什么样的手术呢？靠谱吗？带着这些问题，我开始接触复旦大学附属中山医院减重与代谢外科 MDT 团队，了解相关情况，继而加入到这本书的写作中，与这本书结下了不解之缘。

我相信，你和我一样，在听到手术可以治疗肥胖的时候，也会有这些一连串儿的问题；我也相信，如果你读了这本书，这些问题都有答案了。

作为《名医坐堂》广播节目的主持人，我对健康和各种疾病治疗的新进展比较敏感、比较关注，经过了解，我愿意把这个方法介绍给需要的朋友，愿意与复旦大学附属中山医院的专业医师联手写书做科普工作，用通俗的语言和表述，介绍给大家。

别不赘述，我最想提醒大家的有三点：一是把握好禁忌证，判断鉴别手术适应证（即是否可以适用此类手术）是任何手术成功的前提；二是把握好时间，如果符合手术适应证，能早则早，尤其是肥胖合并糖尿病的朋友，糖尿病病程过长，会大大降低此类手术的效果；三是选择好手术医师，这类手术对技巧和经验要求相对比较高，还会涉及术前、术后的多学科协作，建议患者选择正规医院。

总之，祝您健康！

高　源　899 驾车调频《名医坐堂》主持人

目 录
Contents

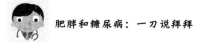

第四章　肥胖和糖尿病手术需要多学科协同作战

第五章　患者小故事

第一章 前 言

第一节 减重手术的发展史

肥胖症是现今社会所面临的最严重的公共健康问题之一，2014年世界卫生组织的统计表明，全球约19亿成人（年龄≥18岁）超重，6亿为肥胖。肥胖可增加死亡风险，病态性肥胖常带有明显的危及生命的合并症，如糖尿病，心脏疾病，睡眠呼吸暂停和高血压等。自从1954年美国的Kremen等报道减重手术以来，外科手术治疗肥胖症在全球范围内获得了很大的发展，逐渐成为治疗病态性肥胖的"金标准"。1982年，Pories等在手术治疗病态肥胖症时偶然发现合并有2型糖尿病的患者在接受减重手术后，体重减轻的同时血糖也快速恢复至正常。Buchwald等用Meta分析136篇论文，22 094例合并2型糖尿病的病态肥胖患者在行减重手术后，糖尿病长期缓解率达76.8%，糖耐量异常好转率达86.0%，总的有效率达80%以上，大多数患者脱离了糖尿病药物。这引起了医学界对各类减重手术治疗2型糖尿病的广泛深入研究及应用。国内最早于1984年报道一例Payne改良法治疗肥胖手术的案例。然而，国内最初的减重手术病例数很少，且均采用开腹的术式。2000年始，腹腔镜微创减重手术引入我国并开始实施。

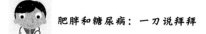
一、减重手术方法的发展

1952 年瑞典的 Viktor Henrikson 博士首先报道一例 32 岁女性因肥胖行空肠-回肠旁路手术（jejunoileal bypass，JIB）进行减重成功，并于 1954 年由美国的 Kremen 教授进行推广应用，标志着减重手术的正式开展。该减重手术流行于 20 世纪 60 年代末和 70 年代初。但是，因为盲袢导致患者腹胀及细菌过度生长引起的一系列症状（如关节痛、肝功能不全）不能解决，还有空-回肠旁路后出现的严重腹泻、电解质紊乱，吸收不良导致的蛋白消耗、钙和维生素 D 不足、肾结石、胆囊结石，维生素 B_{12} 缺乏。由于这一系列严重的并发症，目前已经被淘汰。

1973 年 Printen 和 Mason 首先报道了胃水平成型术，即将胃自胃体小弯上部水平分成两部分，创建一个较小的近端胃囊，可通过沿胃大弯侧的小通道，连接到较大的远端胃囊。它通过限制食物摄入，达到减轻体重，从而增加胰岛素敏感性以降低血糖，但因减重效果不理想。目前亦已经被淘汰。

1982 年 Mason 首先报道了胃间隔手术（vertical banded gastroplasty，VBG）即用外科吻合器在胃底平行于胃小弯处进行吻合，用束带缩小胃袋的远端出口，保留约 50 ml 的食物接收储存器，束带的出口直径 10～12 mm。研究发现行 VBG 的患者 60% 以上一年之内体重下降致正常，但远期效果不理想，目前亦已经被淘汰。

1966 年 Mason 首先报道胃旁路术（gastric bypass，GB），经多次改良，于 20 世纪 90 年代演变成 Roux-en-Y 胃旁路术，并已被许多研究结果证实其手术疗效优于其他任何减重手术，逐渐成为减重手术的主流，也被称为减重手术的金标准。但是由于该手术的风险高，手术创伤也很大，因此，在20世纪90年代并未得到医学界的重视。

1985年Hallberg首先报道胃可调节束带术（adjustable gastric banding，AGB）。经过反复多次改进，目前临床使用的是硅胶材质的可调节胃束带。胃可调节束带术是外科治疗肥胖及2型糖尿病的手术中创伤最小的，而且完全可逆。但由于胃约束带滑脱，约束带导致的顽固性呕吐、腹痛和食欲减退，胃可调节束带术逐渐被袖状胃切除术和胃旁路术替代，虽然胃可调节束带术是一种可逆性手术，但在解决上述并发症之前，我们认为胃可调节束带术将不再使用。

2003年美国Regan首先报道袖状胃切除术（sleeve gastrectomy，SG），研究发现袖状胃切除术和胃旁路术长期的减重效果无明显差异。2010年以后最大的改变则是胃袖状切除术的兴起。此手术具有简单有效的特点，也没有明显的缺点，在经历一些技术上的改进之后，2010年以后已席卷全球的减重外科市场，目前大约一半以上的减重手术为胃袖状切除术。胃袖状切除术另一个较大的优势在于其避免了残胃癌发生的争论，因此，在许多胃癌发生率较高的地区，特别是亚洲，非常受欢迎。大量文献显示，袖状胃切除术是一种安全、有效的减重手术。

二、减重手术从开腹手术到腹腔镜手术

现代减重手术的快速发展主要由于目前肥胖问题的加剧，并得益于腹腔镜的发展。1990年以后，外科手术进入了腹腔镜手术的时代，减重手术则以腹腔镜袖状胃切除术及腹腔镜胃旁路术发展较为成功。因为运用腹腔镜施行手术，其侵袭性小，患者疼痛大幅度降

低，手术的接受程度因此大幅提高。随着肥胖问题日益严重，施行腹腔镜减重手术的患者也急剧增加。美国接受减重手术的患者由每年3万～4万例剧增5倍至20万例左右。而全世界每年施行该术式的肥胖症患者也达到了30万～40万例。亚洲地区的减重手术于1980年首先由中国台湾引进，但是直到2000年后才开始快速发展，许多国家则直接进入腹腔镜减重手术的领域。目前亚洲地区的减重手术成长迅速，是世界上成长最快速的地区，特别是治疗糖尿病的代谢外科手术领域具有很大的发展潜力。

三、减重手术发展至代谢手术

由于减重手术可以有效地治疗肥胖引起的并发症，特别是肥胖引起的糖尿病。因此，近年来逐渐发展出以减重手术治疗轻度或中度肥胖症合并糖尿病患者的代谢手术。体重指数（BMI）$\geqslant 32$ kg/m^2合并糖尿病的患者，代谢手术的推荐等级为第一级，即A级。减重手术治疗糖尿病存在许多特殊的作用机制，包括摄取热量的降低、体重的下降、十二指肠隔离所带来的肠道激素改变、下方小肠提前受食物刺激导致的某些激素增加、肠道细菌菌落的改变、胆酸降低等因素。但是无论这些特殊的作用机制如何吸引人，代谢手术仍然只适合治疗尚有足够胰岛素分泌功能的患者，同时糖尿病的改善程度也与体重下降的程度密切相关。虽然代谢手术会造成人体肠道激素发生很大的变化，具有特殊的作用机制来对抗糖尿病，但是糖尿病的成功治疗仍需通过体重下降来达成。因此，BMI正常的糖尿病患者不适合接受代谢手术。

（吴海福）

第二节　2013 年十大医疗创新简介

2013 年 10 月 31 日，著名的美国克利夫兰医疗中心公布了 2013 年十大医疗创新，减重手术治疗糖尿病位列榜首。

迄今为止，克利夫兰医疗中心已连续 7 年评估十大医疗创新。在十大创新名单中，减重手术治疗糖尿病位列榜首。专家们指出，约半数 2 型糖尿病患者经降糖药物治疗后，血糖控制仍不满意。减重手术可通过缩小胃容量和改变消化道结构，促使食物延迟排空。多年观察和研究表明，减重手术可有效缓解糖尿病。因此，美国许多私营保险公司开始将减重手术纳入医保范围。专家们认为，对于血糖控制不佳的糖尿病患者，减重手术不应成为最后的选择，而应更早一些应用。

2013 年的十大医疗创新涉及器械、药物和诊断试验，值得一提的是，医疗保健项目首次登上创新名单。

榜单如下：

1. 减重手术治疗糖尿病。

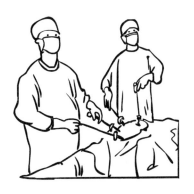

2. 小如杏仁的神经调节设备治疗<u>丛</u>集性头痛和偏头痛。

3. 细菌感染的质谱分析法。

4. 通过阻断睾酮受体治疗晚期前列腺癌的一种新药。

5. 类似吹风机的手持式光学扫描仪检测黑色素瘤。

6. 飞秒激光无刀白内障手术。

7. 离体肺灌注技术。

8. 治疗复杂主动脉瘤的新型模块化支架移植物。

9. 新型的乳腺 X 线摄影技术——乳腺断层摄影。

10. 健康保险 / 医疗保险计划 / 更好的健康回报。

转引自：医学界杂志

（吴海福）

第二章　肥胖也是病，手术来治疗

第一节　肥胖的定义

肥胖是指体重超过正常的标准体重，严格地讲，体内脂肪组织过多和（或）分布异常，通常体重是增加的。世界卫生组织（WHO）是这样定义肥胖的：可能导致健康损害的异常或过多的脂肪组织堆积。

肥胖早在 1948 年就被 WHO 列入疾病名单中。那么临床上如何来诊断肥胖呢？目前临床上主要通过对身体外部特征测量来间接反映体内的脂肪含量和分布。常用的衡量肥胖及肥胖程度的指标包括标准体重（千克）＝身高（厘米）-105、体重指数、腰围臀围比和腰围，其中体重指数（body mass index，BMI）是最常用的指标。体重指数（BMI）的计算方法：体重指数 $=\dfrac{体重千克}{身高米的平方}$。如果体重指数 BMI $\geqslant 27.5$ kg/m² [例如，身高 1.6 米（m）体重 71 千克（kg）的女性，其体重指数 $=\dfrac{71}{1.6 \times 1.6}$ =27.7 kg/m²] 这样的人就属于肥胖。

一般来说，体重超过标准体重 10% 为超重，超过标准体重 20% 者称肥胖，肥胖按体重超过标准的百分比又可以分为轻、中、重三种程度，分别为：轻度肥胖为超过标准体重 20% ～ 30%，中度肥胖为超过标准体重 30% ～ 50%，重度肥胖为超过标准体重 50%。体重过轻为 BMI < 18.5，体重正常范围为 18.5 ≤ BMI < 24，超重

为 24 ≤ BMI < 27.5，轻度肥胖为 27.5 ≤ BMI < 30，中度肥胖为 30 ≤ BMI < 35，重度肥胖为 BMI ≥ 35，病态肥胖为 BMI ≥ 40，超级肥胖为 BMI ≥ 50。

腰围是另一个被用来反映肥胖程度的指标，该指标和腹部内脏脂肪量相关性优于腰臀比值。WHO 建议男性腰围 ≥ 0.9 m，女性腰围 ≥ 0.8 m 作为肥胖的标准，但这一标准仅适用于欧洲人群。对于亚太地区，为男性腰围 ≥ 0.9 m，女性腰围 ≥ 0.85 m 作为肥胖的标准。国内大样本研究资料表明，采用磁共振成像技术精确评价腹内脂肪积聚，同时对比同期腰围参数及预测糖尿病的随访研究均提示，男性 ≥ 0.9 m，女性 ≥ 0.85 m 是合理诊断肥胖的标准。

如何来测量这些参数？全球对腰围测量部位尚未达成共识。WHO 推荐采用最低肋骨下缘与髋骨上方髂嵴最高点连线中点作为测量点，被测者取直立位，在平静呼气状态下，使用软尺水平环绕于测量部分，松紧应适度，测量过程中避免吸气，并保持软尺各部分处于水平位置。

而体重的测定：要求脱掉鞋子，着贴身内衣裤，去除一切可以去除的身上的物品，站定后读数。

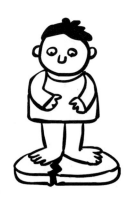

（常薪霞）

第二节 肥胖的危害

肥胖不仅仅影响美观，由于它导致多种疾病的发生，早在 1948 年就被世界卫生组织列入疾病名单。超重及肥胖的主要危害在于可以导致严重的健康后果，加速衰老和死亡。并且随着体重指数（BMI）的上升，这些危险呈上升趋势。

与肥胖相关的主要慢性疾病包括：

1. 心血管疾病：包括高血压、冠心病，肥胖相关心脏病和脑卒中，过多的脂肪堆积，导致肥胖患者高血压发病率比正常体重者高 2～6 倍，冠心病发病率比正常体重者高 1 倍，并发脑梗死与心力衰竭的发病率高于正常者 1 倍，这样大大缩短了肥胖者的寿命。

2. 易患内分泌及代谢性疾病：肥胖患者多数患有糖尿病，糖尿病目前已成为全球性的流行疾病，2010 年中国国家疾病控制中心和中华医学会内分泌学分会调查了中国 18 岁以上人群糖尿病的患病情况，糖尿病患病率为 9.7%，而且肥胖患者多数存在胰岛素抵抗，对血糖控制不利，长期的血糖控制不佳导致患者出现糖尿病慢性并发症的发生，如糖尿病足、糖尿病肾病、糖尿病视网膜病变，致残致死率高，严重威胁肥胖者的健康；同时肥胖导致脂代谢紊乱、高脂血症、高尿酸血症；另外，肥胖导致女性患者月经紊乱、量减少、甚至不孕不育；男性患者多表现为睾酮水平低下，性功能减退，甚至不孕不育。

3. 肌肉骨骼疾病：尤其是骨关节炎，长期体重超标，导致骨关节负荷过重，损害关节，尤其是膝关节。同时肥胖还可导致患者下肢反复感染、丹毒。

4. 癌症：如子宫内膜癌，乳腺癌，结肠癌、胰腺癌的发病均与肥胖有关。虽然具体的发病机制尚不明确，但是大型流行病学调查提示这些恶性肿瘤的发生与肥胖密切相关。

5. 呼吸系统：肥胖患者常打鼾，夜间憋气，呼吸睡眠检测往往会发现存在呼吸睡眠暂停，低氧血症，长期低氧血症和二氧化碳潴留，导致组织器官缺血缺氧、多系统多器官功能障碍。比如，对大脑皮质损害引起白天嗜睡、困倦、乏力，记忆力下降，晨间头痛等，对心肺、脑血管损害引起的肺动脉高压、夜间心律失常、心绞痛、高血压、心力衰竭等，甚至有些肥胖患者会出现夜间猝死。

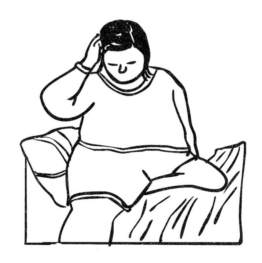

6. 肝胆疾病：非酒精性脂肪肝（以下简称"脂肪肝"）与肥胖关系极为密切，肥胖和超重的患者中约 80% 患有脂肪肝。由于肥胖者的高胰岛素血症使其三酰甘油合成亢进、分解减少等三酰甘油代谢动态平衡破坏，造成在肝脏中三酰甘油蓄积从而形成脂肪肝。另外，肥胖者与正常人相比，胆汁酸中的胆固醇含量增多，超过了胆汁中的溶解度，因此肥胖者容易并发高比例的胆固醇结石，有报道患胆石症的女性 50% ～ 80% 是肥胖者。在外科手术时，约有 30% 的高度肥胖者合并有胆结石。胆石症在以下情况下发病的较多：肥胖妇女，40 岁以上，肥胖者与正常体重的妇女相比其胆结石的发病率约高 6 倍。

（常薪霞）

第三节　手术对肥胖的意义

肥胖是一种疾病！2013 年 6 月 18 日，美国医学会在芝加哥年会上投票通过的一项决议："承认肥胖是种病，建议采取多种措施与肥胖症作战，并呼吁保险界把肥胖治疗列为医疗开销"。

将肥胖定义为一种疾病有着重要意义。长期以来，人们简单地认为肥胖是"吃出来的"，少吃点儿就能改变。但是，事实证明，肥胖并不那么简单。肥胖并不仅仅是体型问题的外在表现，事实上，肥胖与身体多种疾病密切关联。大量研究证明，大多数肥胖患者伴随 2 型糖尿病、高血压、高血脂，这些患者更容易早发冠心病、脑卒中（中风）。而且，肥胖和超重患者中脂肪肝比例高达 70% ～ 80%。近年来还发现肥胖患者中各种恶性肿瘤的发病风险增加，譬如：乳腺癌、大肠癌、胆囊癌和肝癌等。另外，肥胖无论在男性和女性都会引起生殖能力下降。可见肥胖会引起多种器官损伤，从而会导致全身代谢紊乱和心脑血管疾病，肥胖患者的寿命会明显缩短。因此将肥胖作为疾病才能让人们重视肥胖，积极地预防和治疗肥胖。

目前肥胖的人群逐年增加，全球每年至少有 280 万人死于超重或肥胖。美国成人的肥胖率在过去 20 年里翻了一番，儿童肥胖率则飙升至原来的 3 倍，而且还在逐年升高。我国肥胖现状亦不容乐观，我国成人超重人群达 2.66 亿（占人口总数 27.8%），肥胖人群达到 5 300 万（占人口总数 5.5%）。我国青少年和儿童的肥胖患病情况更为严峻，儿童和青少年超重患病率约为 12%，肥胖患病率约 8%。发生在儿童和青少年期的肥胖和超重预示着这些患者成年以后更早地发生糖尿病和心血管疾病。

事实上肥胖患者非常痛苦，减肥是他们共同的心愿。但遗憾的是，减肥非常困难，而且越是肥胖，减肥越困难。有研究报道，只有 5% 的肥胖人群可能会通过控制饮食、运动或者药物的方式减重成功，所以传统的减肥方法收效甚微。随着医学的发展，用手术方法减重进入人们的视野，并且越来越成熟，欧美从 20 世纪 50 年代即开始研究用减重手术的方法来治疗肥胖，取得了显著成效，手术减重的效果高达 100%，而且减重效果可以长期维持，而手术之外的减重控制方式，很少能带来持久的减重效果。大量的临床实践也证实，减重手术对肥胖导致的并发症，譬如：高血压、高血脂、糖尿病、鼾症等有逆转甚至治愈的可能，对于青年肥胖患者，还可以显著增加其生殖能力。这样的效果，是非手术减重方式所难以达到的。

（吴海福）

第四节　什么样的胖子可以手术

我们常常看到，相当一部分的肥胖患者，尤其是青少年，尝试过减肥药物、运动等多种方法，仍然没有成效，减肥非常困难，而且越是肥胖，减肥越困难。有研究报道，只有 5% 的肥胖人群可能会通过控制饮食、运动或者药物的方式减重成功，所以传统的减肥方法收效甚微。

此时就应考虑减重手术的干预了。欧美从 20 世纪 50 年代即开始研究用减重手术的方法来治疗肥胖，取得了显著成效。

那么什么样的胖子可以手术呢？

如果体重指数（BMI）$\geqslant$ 32.5 kg/m^2［体重指数的计算方法：体重指数（BMI）$= \dfrac{\text{体重千克数}}{\text{身高米的平方}}$，例如，身高 1.6 米（m）体重 84 千克（kg）的女性，其体重指数 $= \dfrac{84}{1.6 \times 1.6} = 32.8$ kg/m^2］这样的人群就是减重手术治疗的适应人群。

如果是肥胖又同时合并冠心病、脑卒中（中风）、脂肪肝、高血压、高血脂、糖尿病、呼吸暂停综合征（打鼾）、肾脏损害、高尿酸血症、变形性关节炎、生殖能力下降或者有眼底视网膜病变的人群，则体重指数（BMI）$\geqslant$ 30 kg/m^2 就可以考虑手术了。例如，身高 1.6 米（m）体重 77 千克（kg）的女性，其体重指数（BMI）$= \dfrac{77}{1.6 \times 1.6} = 30$ kg/m^2，就可以考虑手术了。尤其是育龄期女性如果肥胖合并有月经紊乱、多囊卵巢综合征，导致生育能力下降，更应该考虑减重

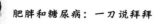

手术。

同时，还要具备以下条件：

年龄一般在 16 岁以上，65 岁以下。年龄小于 16 岁的肥胖症患者，因肥胖严重影响生命，在家人的充分理解和支持下，首选内科治疗，但若内科治疗效果不佳或患者不能耐受，且患者强烈要求做减重手术，可以经医院伦理委员会的审核允许后，做减重手术，改善生活质量。

（吴海福）

第五节　什么样的胖子不能手术

既然手术减重的效果高达 100%，而且减重效果可以长期维持，那是不是所有的胖子都可以通过手术的方法来成功减肥呢？非常遗憾，答案是否定的。

不是每一个胖子都适合手术的。通常将肥胖分为单纯性肥胖、继发性肥胖和药物性肥胖，其中继发性肥胖和药物性肥胖不适合做减重手术。

继发性肥胖是由于神经或内分泌疾病引起的，常见的继发性肥胖有库欣综合征和甲状腺功能减退引起的肥胖。库欣综合征，也称为皮质醇增多症，一般是因为脑部垂体瘤、肾上腺皮质肿瘤、肾上腺皮质增生，导致皮质醇分泌长期过多，引起蛋白质、脂肪、糖、电解质代谢严重紊乱，干扰了多种其他激素的分泌，久而久之形成肥胖。一般表现为向心性肥胖（满月脸、水牛背）、糖耐量受损、高血压、生殖能力下降、痤疮，女子好发，男女比为 1:3 ～ 8，女性表现为肥胖、多毛和月经紊乱。对于继发性肥胖，可以根据不同病因，采取相应的治疗方法，但并不适合于减重手术。

而药物性肥胖是由于有些药物在有效地治疗某种疾病的同时，还会产生使患者身体肥胖的副作用。如应用肾上腺皮质激素类药物治疗过敏性疾病、风湿病、类风湿病、系统性红斑狼疮、原发性血小板减少性紫癜等疾病，同时也可以使患者身体发胖。这类肥胖约占肥胖病的 2%。这类肥胖也不适合做减重手术。

单纯性肥胖是各类肥胖中最常见的一种，约占肥胖人群的95%。这类人全身脂肪分布比较均匀，没有内分泌明显紊乱现象，也无其他代谢障碍性疾病，其家族往往有肥胖病史，这种主要由遗传因素及营养过度引起的肥胖，称为单纯性肥胖。男性单纯性肥胖者脂肪多沉积在腹部，有大腹便便之说，女性多堆积在乳房、臀部、腹部和大腿等部位。单纯性肥胖者大多有怕热多汗、易喘易疲劳，还容易患高血压、冠心病、高脂血症、糖尿病和胆结石等疾病。肥胖后增加人体各器官的负担，成为加速衰老的原因之一。单纯性肥胖的人，是减重手术的适应人群。

但单纯性肥胖患者中出现以下情况时是不能手术的：

1. 内科疾病的急性发作：如急性肺炎、急性呼吸衰竭、急性心肌梗死、急性心力衰竭、急性肾功能不全、急性肾衰竭、急性肝炎、急性肝衰竭、急性脑出血、急性脑梗死等疾病的急性发作。

2. 内科疾病控制不好：如高血压患者，血压控制不理想；糖尿病患者，血糖控制不好。

3. 精神病患者：抑郁症患者，未得到控制；暴食症患者。

4. 吸毒者。

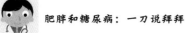

5. 酗酒者。

6. 有自杀趋向者。

7. 对手术有不正当的要求，想通过手术做模特。

8. 无家人支持者。

9. 不愿合作者。

10. 不能接受改变生活方式者。因为术后要维持少吃多动的健康的生活方式，否则生活方式不改变的话，最终仍然会有复胖的可能，减重手术也就失去了意义。

11. 不愿长期随访者。

12. 年龄小于 16 岁。

13. 年龄大于 65 岁。

14. 体重指数＜ 32.5 kg/m^2 单纯肥胖者。

（吴海福）

第六节　手术为什么能够治疗肥胖

肥胖患者其实是非常痛苦的，因为减肥非常地困难，而且越是肥胖，减肥越困难。有研究报道，只有 5% 的肥胖人群可能会通过控制饮食、运动或者药物的方式减重成功，所以传统的减肥方法收效甚微。而肥胖又与身体多种疾病密切关联，会引起多种器官损伤，从而会导致全身代谢紊乱和心脑血管疾病，肥胖患者的寿命会明显缩短。

这就要求医学对肥胖这种疾病一定要有所作为！在这种背景和要求下，用手术减重的方法进入人们的视野，并且越来越成熟。

具体原理如下：

目前治疗肥胖症主要有两种手术方法：腹腔镜袖状胃切除术和腹腔镜胃旁路术，手术方法不同，其治疗原理亦不同。

一、腹腔镜袖状胃切除术（LSG）

如前所述，这种手术是在腹腔镜下将胃底部切除，留存一个狭长呈香蕉形状的胃，又叫香蕉胃。胃容量 60 ～ 120 ml，其治疗肥胖症的原理有4个：

1. 减少了进食

术后胃容量大幅缩小，原先可以容纳 1 200 ～ 1 500 ml 的胃囊，缩小到 60 ～ 120 ml，即一个香蕉大小。胃容量缩小的直接结果就是食物摄入量的减少。使体重下降。

2. 减少了胃饥饿素（ghrelin）

胃饥饿素是一种由胃底分泌、让人产生饥饿感的胃肠道激素。腹腔镜袖状胃切除术直接将胃底部切除，大大减少了胃饥饿素的分泌，减少饥饿感，达到长久饥饿感降低的效果。如此，就可以减少能量的摄取，从而使体重下降。

3. 减少了肠道的吸收

腹腔镜袖状胃手术后，胃成为一种管状样结构的香蕉胃，食物快速地通过胃进入肠道，在胃内停留时间减少导致食物不容易消化，这种情况下，肠道的吸收也会减少，从而使体重下降。

4. 导致了肠道内分泌激素的变化

腹腔镜袖状胃手术使食物快速进入肠道，能促使肠道中的许多肠激素（胰高血糖素样肽 -1、酪酪肽等）快速增加，其中胰高血糖素样肽 -1（GLP-1）是一种新近发现的肠道激素，它可以刺激胰岛素分泌，降低胰高血糖素的释放，增加胰岛素敏感性，增加胰岛 β 细胞的数量和胰岛素的表达，延缓胃排空，降低食欲，让体重下降。

二、腹腔镜胃旁路术（LGB）

这种手术是在腹腔镜下先把胃切成一个 30 ～ 50 ml 的小胃囊，然后让一段至少 2 m 的小肠旷置，将下面的小肠和胃部对接，这样小肠吸收营养的总面积就极大地缩小了。

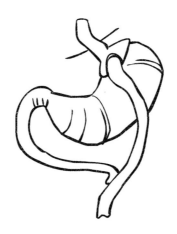

这类手术是多管齐下，通过多种途径来治疗肥胖症。

1. 减少了进食

术后胃容量大幅缩小，原先可以容纳 1200 ～ 1500 ml 的胃囊，缩小到 30 ～ 50 ml，即一个鸡蛋大小。胃容量缩小的直接结果就是食物摄入量的减少，使体重下降。

2. 减少了胃饥饿素（ghrelin）

可以减少能量的摄取，从而使体重下降。

3. 减少了肠道的吸收

腹腔镜胃旁路术将一段至少 2 m 的小肠旷置，这样小肠吸收营养的总面积就极大地缩小了，肠道吸收的能量比腹腔镜袖状胃切除术后更少。如此，更可以减少能量的摄取，从而使体重下降。

4. 导致了肠道内分泌激素的变化

腹腔镜胃旁路手术使食物快速进入回肠，比腹腔镜袖状胃手术更能促使肠道中的许多肠激素（胰高血糖素样肽 -1、酪酪肽等）快速增加，延缓胃排空，降低食欲，让体重下降。

（吴海福）

第七节　肥胖患者做什么样的手术

众所周知，肥胖是一种慢性疾病，会给我们的身体健康带来极大的隐患，也是心血管疾病、高血压、高血脂、胆囊结石、睡眠呼吸暂停综合征（打鼾）等相关疾病的重要危险因素。近年来，随着人们对健康的追求，肥胖受到越来越多人的关注，手术治疗肥胖的方法也得到越来越多人的关注与接受，综合目前医疗水平，治疗肥胖的手术大致可分为两类：①限容式：顾名思义，即将胃容量缩小和将胃出口改道来限制食物的摄入；②减少吸收式：通过将小肠通路重新安排，来减少小肠黏膜对营养的吸收和缩短小肠功能段。现常用的手术方式如下：

1. 腹腔镜袖状胃切除术（laparoscopic sleeve gastrectomy）

腹腔镜袖状胃切除术是一种以限制胃容积为主的手术类型，就是老百姓所说的缩胃手术。这种手术是在腹腔镜下将胃底部切除，留存一个狭长呈香蕉形状的胃，又叫香蕉胃。胃容量保留

60～120 ml，不改变胃肠道解剖关系。一方面使胃容量减少，一方面可改变部分胃肠激素水平，从而达到长期减重的效果。腹腔镜袖状胃切除术对单纯性肥胖的患者减重效果最佳，对2型糖尿病患者的糖代谢及其他代谢指标改善程度较好。由于手术保留了正常的幽门结构，术后并发症相对较少。

2. 腹腔镜Roux-en-Y胃旁路术（LRYGB）

胃旁路手术全名为"Roux-en-Y胃旁路手术"，是一种改变肠道结构、关闭大部分胃功能的手术。这种手术是在腹腔镜下先把胃切成一个30～50 ml的小胃囊，然后让一段至少2 m的小肠旷置，将下面的小肠和胃部对接，这样能够减少胃容量、减缓胃排空速度，又能使小肠吸收营养的总面积极大地缩小，降低吸收，从而达到减肥的目的。

研究显示，接受胃旁路术后一年，患者体重可减少65%～70%，2型糖尿病缓解率为80%～85%。目前这种手术在欧美非常流行，也有许多名人接受了该手术，如阿根廷球星马拉多纳在接受了胃旁路手术后，成功减肥复出。此外已知接受胃旁路手术的名人还有帕瓦罗蒂、罗珊妮·巴尔等等。

（施晨晔）

第八节　什么是腹腔镜袖状胃切除术

腹腔镜袖状胃切除术（laparoscopic sleeve gastrectomy）是治疗病态肥胖的手术方法之一，就是在腹腔镜下将胃底部切除，留存一个狭长呈香蕉形状的胃，又叫香蕉胃。胃容量保留 60 ～ 120 ml。具体方法是将胃竖着切除一部分，把原来的膨大的胃切成像香蕉一样的狭长形状，从而缩小了胃的容积，使食物摄入减少，在胃内停留的时间缩短，减少吸收。同时也切除了大部分分泌饥饿激素的内分泌细胞，手术后饥饿感也会下降，从而综合达到减轻体重的目的。和其他减重手术方法相比，袖状胃切除术技术难度最小，手术最简单，最安全。对术后营养吸收影响最轻。根据现有文献报道，胃袖状切除后，术后第一年可以减去超重体重的70%，此结果与胃旁路手术相似，但却没有胃旁路术后贫血、骨质疏松、维生素缺乏等并发症。追踪 5 年文献结果，袖状胃切除术后并未出现胃再次撑大而使肥胖复发。和其他减重手术一样，袖状胃切除术对 2 型糖尿病和其他肥胖相关疾病也具有良好的治疗效果。

两种手术方法对于减重和降糖的效果对比如下：

表 2-1　两种手术方法对比

手术方式	袖状胃切除术	胃旁路术
体重减轻指数	68.2%	61.6%
糖尿病有效率	71.6%	83.7%

如表 2-1 所示：袖状胃切除术的减重效果最佳，对糖尿病的治疗则次于胃旁路术。

（施晨晔）

第九节　术后患者应注意什么

很多患者关注术后并发症的问题，尽管腹腔镜减重手术的并发症发生率非常低，据欧美研究报道，其术后并发症发生率低于腹腔镜胆囊切除术，但众所周知，手术是把双刃剑，虽然大多数情况下利大于弊，但术后并发症也需要给予关注。

减重手术方式不同，术后并发症也不尽相同。

其中腹腔镜袖状胃手术可能发生的并发症主要有：

1. 消化道并发症：如出血、消化道漏（瘘）、胃食管反流、溃疡等。患者术后发生腹痛、恶心呕吐、呕血便血的情况，应及时就医。

2. 深静脉血栓、肺栓塞：深静脉血栓和肺栓塞是肥胖患者手术后的急性并发症之一，长期卧床会增加其发生率，因此我们建议患者在术后尽早离床，进行适量的运动。

而腹腔镜胃旁路手术可能发生的并发症除了上述 1、2 之外，还有：

3. 内疝：如果术后出现腹痛等肠梗阻症状，应及时就医。

4. 胆囊结石形成：患者术后需定期随访腹部超声。

此外，还有患者术后的营养问题。腹腔镜袖状胃手术术后早期（一年之内）需要补充多种维生素和微量元素，之后一般不会出现营养不良的现象。而腹腔镜胃旁路手术术后部分患者会出现营养不良的情况，需要长期补充多种维生素和微量元素。从这个角度说，肥胖患者和肥胖合并糖尿病早期的患者应及早选择腹腔镜袖状胃切除手术，而不要到糖尿病晚期只能选择腹腔镜胃旁路手术了。

但由于肥胖的生成与饮食有很大的关系，因此术后患者都需要长期随访，既要保证营养供给问题，同时又要严格控制饮食，以防止肥胖的复发。饮食中总热量的摄入量要根据患者的年龄、性别、身高、体重、活动量、病情等综合因素来确定。减重手术后一般有专门的营养师给予具体指导，之后部分患者还需要定期去营养门诊评估随访。

同非手术的患者相比，减重手术术后 1～5 年后肥胖患者体重有明显的下降，就业人数、工作时间和工资收入明显增加。这些患者在体育锻炼和社会活动中更加积极，性生活质量明显提高，药物使用量明显减少，病休时间和因病领取退休金均有所减少，健康评价中评分明显增高。这些研究结果表明，减重手术具有很高的费用效益比。另外心理学表明，肥胖人群社会交往明显减少，并表现为焦虑和抑郁，而减重手术术后 6～12 个月这些患者的焦虑抑郁情况也明显改善。

（施晨晔）

第十节　肥胖患者手术后就一劳永逸了吗

随着生活水平的改善和体力劳动的减少，肥胖有逐年增加的趋势，已成为世界性的健康问题之一。肥胖（obesity）是指体内储存过多的脂肪。按病因和发病机制，肥胖可分为单纯性肥胖和继发性肥胖两大类，少数患者还会因药物不良反应发生肥胖。前者是遗传因素和环境因素共同作用的结果，是一种慢性代谢异常疾病，肥胖如果不及时加以控制，会进一步出现高血压、高脂血症、冠心病、2型糖尿病等并发症。这类单纯性肥胖人群经过饮食控制、运动等方法仍然不能控制肥胖，建议尽早选择减重手术，因为在肥胖出现上述并发症之前即选择手术的话，可以采用最简单、最有效、最安全的手术方法，即腹腔镜袖状胃切除术，而且术后可以达到长期减重效果，再配合注意饮食、运动，从某种角度来说，就是一劳永逸的效果。

继发性肥胖症是某些疾病（如甲状腺功能减退症、性功能减退症、下丘脑-垂体炎症、肿瘤、库欣综合征等）的临床表现之一，这类肥胖并不适合做减重手术，只要去除病因，肥胖自然缓解。因此，关于肥胖病人是否需要手术，一定要明确肥胖是单纯性肥胖还是继发性肥胖，需要外科和内分泌科等多学科进行合作，目前，上海中山医院减重与代谢手术团队则是一个多学科合作的模式。

但是，任何手术都有手术风险，这些风险主要是术后并发症和复发，因此肥胖手术也不可避免地存在以上问题。为使手术达到理想的效果，结合减肥的长期性特点，患者出院后要遵照医嘱，按照医师制定的合理的减肥目标，树立科学的饮食习惯，摒弃过去不良的嗜好。在坚持科学饮食的基础上，要进行合理的轻度、中度户外锻炼，一般建议每天进行30 min步行为宜。切忌高强度运动，以免造成关节和肌肉损伤。术后患者要提高自信与自律，达到长期减肥的最佳效果。

很多人术后，在医师推荐的食谱基础上还刻意少吃，以加速减重的速度，其实作为医师并不赞成这样做，医师建议应该保证身体营养的供给。平时，只要尽量减少甜食、脂肪、碳酸饮料等高热量

食物的摄入就可以了。接受手术的人应放松自己的心态，每周减
0.5 ～ 1 kg 是比较合适的。最好能做到在不知不觉中瘦下来，这样
也不会使皮肤太松弛。一般两三年后，生活习惯和饮食习惯就已经
完全改变了。

（施晨晔）

第十一节 肥胖术后会引起营养不良吗

减重手术是病态肥胖最有效的治疗方法，但很多人担心术后是
否会引起营养不良，我们要告诉大家，不同的手术方法术后出现营
养不良的概率不同。

单纯的肥胖以及肥胖合并糖尿病早期的人群一般适用腹腔镜袖
状胃手术，这类手术术后早期（一年之内）体重逐渐下降的过程中
可能会出现营养物质的缺乏，需要每天补充多种维生素和微量元
素，待体重稳定之后一般不会出现营养不良的现象。

营养不良的并发症常发生在吸收不良的手术术式后，如腹腔镜
胃旁路术。这种手术往往针对的是肥胖合并难治性糖尿病人群，一
般糖尿病病程较久（5 ～ 15 年），这类手术术后部分患者会出现营
养不良的情况，主要是维生素 B_{12}、铁和钙的缺乏，这是因为消化
道中铁吸收的部位被旷置，导致缺铁性贫血，补充铁和叶酸后并发
症可以得到控制。而钙主要吸收的部位在小肠，因此胃旁路手术后
也会导致钙缺乏，因此也要鼓励患者经口服摄入钙。锌和镁的缺乏
并不多见。

从这个角度说，肥胖患者和肥胖合并糖尿病早期的患者应及早选择腹腔镜袖状胃切除手术，而不要到糖尿病后期只能选择腹腔镜胃旁路术。

我们建议术后要坚持运动，既可增加能量消耗，减少体脂，又可保持肌肉组织强健。因此，调节膳食减少能量摄入量和配合运动增加能量消耗，双管齐下是减重的最佳方法。

1. 限制总能量摄入量：能量供给量应低于能量消耗量。成年轻度肥胖症，以比平日减少能量摄入 125～250 kcal（0.523～1.046 MJ）/d 来配制一日三餐的膳食。中重度肥胖症，减少 500～1 000 kcal（2.092～4.184 MJ）/d，但每人能量摄入量不应少于 1 000 kcal（4.184 MJ）/d，这是较长时间能坚持的最低水平。减少能量摄入量应循序渐进，切忌骤然降至最低水平以下。体重也不宜骤减，一般以每月减重 5 kg 左右为宜，直至理想体重。

2. 限制脂肪摄入：脂肪应占总能量的 20%～25%，不宜超过30%；膳食胆固醇供给量以少于 300 mg/d 为宜。饮食中以控制肥肉、全脂乳等动物性脂肪为主，可适量摄取鱼肉、瘦肉，烹调用油控制在 10～20 g/d，宜用植物油，以便提供脂溶性维生素和必需脂肪酸。食物宜以蒸、煮、炖、拌、卤等少油烹调方法制备为主，以减少用油量。

3. 适当减少碳水化合物摄入：膳食碳水化合物占总能量45%～60% 为宜，过低易产生酮症，过高会影响蛋白质的摄入量。应以复合碳水化合物为主，如谷类，尽量少用或不用富含精制糖的食品，如甜的糕点。主食一般控制在 150～250 g/d。

4. 蛋白质供给要满足需要：低能量膳食主要是控制脂肪和碳水化合物摄入量，而蛋白质供给应充足，否则不利于健康。但过多蛋白质也不利于减重。一般蛋白质占总能量的 20% ~ 30% 为宜，每千克理想体重 1 g/d 以上，其中至少有 50% 为优质蛋白质，来自瘦肉、蛋、脱脂奶和豆制品。

5. 充足的维生素、无机盐和膳食纤维：膳食除通过调整三大宏量营养素来限制能量摄入量外，其他营养素，包括各种无机盐和维生素应供给充足，且比例要均衡。新鲜蔬菜和水果是无机盐和维生素的重要来源，且富含膳食纤维和水分，属低能量食物，有充饥作用，故应多选用。必要时可适量补充维生素和无机盐制剂，以防缺乏。因肥胖常伴高血压等，为了减少水在体内潴留，应限制食盐摄入量，每人不宜超过 6 g/d。在食物选择方面：一、宜用食物：谷类、各种瘦肉、鱼、豆、奶、蛋类均可选择，但应限量。蔬菜和水果可多选用；二、忌（少）用的食物：富含饱和脂肪酸的各类食物，如肥肉、猪牛羊油、椰子油、可可油等，以及各类油炸、煎的食品；富含精制糖的各种糕点、饮料，零食和酒类。

6. 养成良好的饮食习惯和积极运动：宜一日三餐、定时定量，晚餐不应吃得过多过饱；少吃零食、甜食和含糖饮料；吃饭应细嚼慢咽，可延长用餐时间，这样即使食量少也可达到饱腹感；可先吃些低能量的蔬菜类食物，借以充饥，然后再吃主食；酒不利于脂肪和糖代谢，应尽量少饮。

（施晨晔）

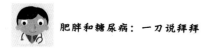

第十二节 减重手术能治疗不孕不育症吗

近年来不育不孕的发病率逐年升高，多囊卵巢综合征（PCOS）是导致女性患者不孕不育的常见病因，患者表现为月经稀发、多毛、不排卵，甚至不孕。而多囊卵巢综合征患者中60%～80%合并超重或肥胖，尤其是腹部脂肪的蓄积，即使体重正常的人群如果腹部、上臂、腰部呈现脂肪的过度蓄积也易发生多囊卵巢综合征。超重、肥胖的人群更易出现卵巢多囊改变，有排卵的月经次数较正常体重患者更少，所以怀孕的几率更低。

对于男性而言，正常体重的男性拥有较高水平的正常精子，而超重和肥胖者不仅精液量（精子数量）较少，而且正常精子数量也不多。肥胖男人拥有较少精子的概率在60%以上，而其带有异常精子的概率也在40%以上。主要原因是过多的脂肪组织会影响性激素代谢，由此可能妨碍精子的生成和精子质量；另外，体温可能对精子生成造成负面影响。人的正常体温是37℃左右，而精子生成的最佳温度要比正常温度低2～3℃。肥胖男子脂肪较多，因而他们的体温比正常人更高。并且由于肥胖者大腿粗、内侧紧挨且反复摩擦生热，会导致睾丸长期处于较高温度中，且阴囊内脂肪组织增加，也会进一步提升阴囊部位的温度，会直接影响到睾丸的生精能力，造成精子生成减少；即使精子生成数量不受影响，但生成后的精子质量也会受到影响。同时肥胖者体内脂肪的增加，使雄性激素较多地转化为雌激素，血中浓度可增加1倍左右，雄性激素就相对地或绝对地减少，表现为性欲的减退，勃起性交功能减弱或丧失，也会出现射精功能的障碍。这些终将导致男性不育。

　　肥胖伴发的高胰岛素血症及胰岛素抵抗是导致多囊卵巢的主要致病原因。因此，减轻胰岛素抵抗也是多囊卵巢综合征治疗中的重要手段。越来越多的研究表明，减重手术能够显著减轻体重，体重下降伴随胰岛素抵抗及高胰岛素血症的改善。因此对于肥胖多囊卵巢患者，减重手术具有一定的治疗效果，但是减重手术对于非肥胖多囊卵巢患者及其他原因导致不孕不育的是无效的。对肥胖的男性患者，减重手术可显著减轻体重、全身脂肪组织减少，也会增强性功能。

（常薪霞）

第十三节　减重手术能治疗三高吗

　　三高通俗地讲，是指高血压、高血糖、高血脂。正常血压应该小于 140/90 mmHg。非同日三次测量上臂血压，收缩压 ≥ 140 mmHg，和（或）舒张压 ≥ 90 mmHg，考虑为高血压。70% ～ 80% 的高血压的发生与不健康的生活方式有关，包括摄盐过多、超重或肥胖、长期过量饮酒、吸烟、缺乏运动等。高血脂包括高胆固醇血症、高三酰甘油血症、高密度脂蛋白偏低、低密度脂蛋白偏高和混合型高脂血症，其中以低密度脂蛋白胆固醇（LDL-C）增高为主要表现的高胆固醇血症是动脉粥样硬化性心血管疾病（ASCVD，包括冠心病、缺血性卒中以及外周动脉疾病）最重要的危险因素。

　　糖尿病或糖代谢异常，通俗地称为高血糖。简单说，空腹血

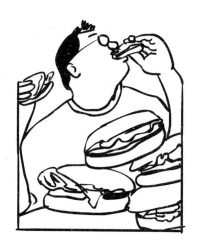

糖≥7.0 mmol/l，和（或）餐后2 h和（或）随机血糖≥11.1 mmol/l，如果伴有口干、多饮、消瘦等症状，可以诊断为糖尿病。但目前也出现症状不典型或没有症状的情况，所以，要定期到医院去监测，最好采用静脉抽血的方法来确诊。近10年来，糖尿病的发病情况更为严重。2010年中国国家疾病控制中心和中华医学会内分泌学分会调查了中国18岁以上人群糖尿病的患病率为9.7%，这使得我国可能成为世界上糖尿病患者数最多的国家。短期内我国糖尿病患者急剧增加可能有多种原因，如城市化、老龄化、生活方式改变、肥胖和超重人群的增加、糖尿病患者生存期增加。

从另一个角度看，要使肥胖的身体维持正常的生活，需要更多能量，心脏必须相应地为全身输送更多的血液。身体越胖，心输出量就越大，血压就随着越高。而且肥胖者血液中过多的游离脂肪酸会引起胰岛素抵抗、血三酰甘油水平升高和炎症因子增加等，肥胖者患高血压和糖尿病的危险，分别是正常体重者的3～4倍和2～3倍。具有2项及2项以上危险因素的危险是体重正常者3～4倍。肥胖患者（BMI≥28 kg/m^2）90%以上患有上述疾病或有危险因素聚集。男性腰围 ≥ 85 cm，女性腰围 ≥ 80 cm 者患有高血压的危险约为腰围低于此界限者的 3.5 倍，其患糖尿病的危险约为 2.5 倍；其中有 2 项及以上危险因素聚集者的危险约为正常体重者的 4 倍以上。

所有的高血压、血脂紊乱及糖尿病患者，自始至终都要坚持健康的生活方式，主要包括合理饮食、控制体重、戒烟限酒，适度运动。改善生活方式、减轻体重同时有助于防治这些疾病。减轻体重有益于高血压的治疗，可明显降低患者的心血管危险。每减少 1 kg 体重，收缩压可降低 4 mmHg。对很多超重或肥胖的中老年高血压患者而言，虽然不容易达到理想体重，但只要合理降低体重，哪怕小幅度的降低，都能对高血压的控制及临床后果产生益处。

多项研究显示，糖耐量减低人群接受适当的生活方式干预可延迟或预防 2 型糖尿病的发生。中国大庆研究的生活方式干预组推荐患者增加蔬菜摄入量、减少乙醇和单糖的摄入量，鼓励超重或肥胖患者减轻体重，增加日常活动量，可使 2 型糖尿病累计发生风险减低 43%。对于已诊断的糖尿病患者，减轻体重也利于血糖的控制。临床证据显示，减重手术可明显改善肥胖伴 2 型糖尿病患者的血糖控制，可使一些患者的糖尿病得到缓解、甚至完全缓解。因此减重手术已被各国指南列入肥胖伴 2 型糖尿病的治疗措施之一。但并非所有肥胖伴 2 型糖尿病患者都适合手术治疗，根据中华医学会《中国 2 型糖尿病防治指南 2013 版》建议，BMI ≥ 28 kg/m^2 的 2 型糖尿病患者可行减重手术。是否适合手术，请参考本书第三章第 8 节。

（常薪霞）

第十四节　减重手术能够治疗打鼾吗

　　打鼾，也称打呼、打呼噜，很多人认为打呼噜是睡得香。其实这种认识是错误的。打鼾是一种病，每 4 个中重度打鼾的人中就会有 1 个存在阻塞型呼吸睡眠暂停低通气综合征。阻塞性睡眠呼吸暂停低通气综合征是睡眠过程中反复发生上气道塌陷，从而导致频繁的呼吸暂停或通气量减少的一种睡眠呼吸障碍性疾病。表现为夜间睡眠过程中打鼾且鼾声不规律，呼吸及睡眠节律紊乱，反复出现呼吸暂停及觉醒，或患者自觉憋气、夜尿增多，晨起头痛、口干，白天嗜睡明显、记忆力下降，严重者可出现心理、智力、行为的异常。此类患者，由于睡眠过程中会造成间歇性低氧、二氧化碳潴留，破坏正常的睡眠结构，使睡眠效率降低，从而会引起全身多器官的损害和疾病，如会引起或加重高血压、冠心病、顽固性心律失常、心力衰竭、2 型糖尿病和胰岛素抵抗、脑卒中、妊娠高血压等，甚至猝死。

　　肥胖与打鼾是一对"难兄难弟"，互为因果、相互恶化。肥胖者多有打鼾，一方面由于肥胖者咽部周围软组织增生肥大，入睡后易阻塞气道而导致打鼾和呼吸暂停；另一方面，肥胖者内脏脂肪的过多积聚，上顶横膈，可影响横膈运动，妨碍上气道和肺脏的伸展。再一方面，打鼾也会导致人体内分泌紊乱，从而又进一步加重肥胖。

　　因此，减重手术可以通过减轻体重让打鼾得到有效的缓解。但是一部分打鼾患者存在其他疾病引起的打鼾，如上气道解剖异常，包括鼻腔阻塞、扁桃体肿大、悬雍垂过长过粗、咽腔狭窄等，则需要进行相应的病因治疗。

（常薪霞）

第十五节　减重手术能够治疗脂肪肝吗

非酒精性脂肪肝（NAFLD）的发生与肥胖密切相关，尤其是腹型肥胖者，脂肪肝患病率明显升高。肥胖者存在过多脂肪组织，由于脂肪组织分解，过多游离脂肪酸就会进入肝脏组织；同时这些患者往往伴有能量摄入过多和消耗减少，使体内能量过剩，都会促进肝脏脂肪的沉积。另外，胰岛素抵抗是脂肪肝发生的最主要机制。几乎所有的脂肪肝患者都存在周围组织和肝脏的胰岛素抵抗，且胰岛素抵抗的严重程度与脂肪肝的病情进展相关。生理状态下，胰岛素在肝脏抑制葡萄糖生成和促进脂肪酸合成。在外周脂肪细胞，胰岛素可以刺激前脂肪细胞分化为成熟的脂肪细胞，并在成熟的脂肪细胞中，有促进脂肪生成及抑制脂肪分解作用。当胰岛素抵抗时，胰岛素抑制肝糖生成的作用减弱，而促进脂肪酸合成的能力依然保持。高胰岛素血症促进外周脂肪组织脂肪分解，血液中游离脂肪酸含量增高，肝脏摄取游离脂肪酸增加，促进脂肪肝的发生。脂肪肝反过来导致加重肝脏胰岛素抵抗，两者形成恶性循环，且肥胖与胰岛素抵抗密切相关。

研究表明，减轻体重不仅可达到促进肝内脂肪沉积消退和降低转氨酶的效果，还有助于控制肝内炎症反应和纤维化、逆转脂肪性肝炎。因此对脂肪肝患者，减轻体重是最为重要且有效的方法。对于非酒精性脂肪肝患者，无论体重下降多少对机体都是有益的。但是要能逆转脂肪肝，体重下降需要达到一定的标准。多项研究表明，总体重下降 3% ～ 5% 是改善脂肪肝的必要条件，如想要改善肝内炎症反应和纤维化、逆转脂肪性肝炎，则需要更大程度地减轻体重。研究表明，体重减轻≥ 7% 或 9% 的患者肝脏脂肪变性、小叶炎症、气球样变、脂肪肝活动度评分（NAS）均显著改善。

非酒精性脂肪肝患者一般不需要减重手术治疗，但是重度肥胖伴脂肪肝患者在采用改善生活方式及加强锻炼、药物等辅助方法后，体重减轻及脂肪肝改善不明显，可以考虑减重手术治疗。或者患者不能控制饮食及坚持运动者，也可以考虑减重手术。一项纳入 381 例严重肥胖接受减重手术的成人患者的前瞻性研究结果表明，分别在减重手术 1 年后、5 年后肝脏脂肪变性及炎性病变均显著改善。因此对于肥胖合并非酒精性脂肪肝患者，减重手术可逆转脂肪肝。

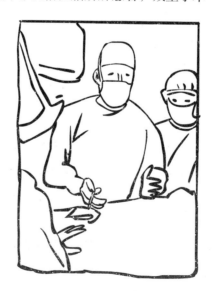

（常薪霞）

第十六节　肥胖患者手术后如何随访

　　减重手术不同于一般的外科手术，术后患者需要长期的、有计划的随访和监测，这也是保证术后疗效的关键。术后 1 周、1 个月分别需要对营养和运动情况进行调查，并进行营养摄入和生活方式的指导，需要监测患者体重下降速度、腹围、血压、体温、运动、进食、尿量及血糖情况。根据患者情况，进行饮食的指导及调整，同时观察患者是否存在副作用如反流、呕吐、脱发等，给予相应地处理。术后 3 个月除了监测体重、腰围及营养、运动状况等，还需要随访糖化血红蛋白、糖耐量试验、血尿常规、肝脏脂肪含量变化。术后 6 个月、1 年的随访还需要全面复查患者的状况，包括体重、腰围、臀围等形态学参数、营养状况、血糖、糖化血红蛋白、血脂、糖耐量试验评价胰岛 β（beta）细胞的功能，血生化、血脂、血清维生素与微量元素水平、骨密度检查、肝脏脂肪含量等。其后每年随访，复查以上指标。如果上述监测有任何异常，均应根据实际情况予以纠正。如果患者饮水量少、尿量少，复查双肾、输尿管彩超，了解是否存在泌尿系结石。对于重度肥胖患者，监测血清肌酸激酶水平和尿量，以排除横纹肌溶解。育龄女性术后 1 年内应避免妊娠，应给予适当的避孕措施。术后何时妊娠，均须严密监测母体维生素和微量元素水平，包括血清铁、叶酸、维生素 B_{12}、维生素 K、血清钙、脂溶性维生素等，以保证胎儿健康。建议患者分次进行适度的有氧运动，每周最少 150 min，目标为每周 300 min。

（常薪霞）

第三章　糖尿病可以手术吗

第一节　什么样的人容易得糖尿病

哪些人容易患糖尿病呢？下面这些人群是糖尿病的高风险人群：

1. 年龄≥40岁。随着年龄的增大，糖尿病发病的机会增多，患病率的高峰年龄在70岁以上。同时，中年患病率较20世纪90年代也明显增加，约为当时的6～8倍，不容小觑。

2. 糖尿病前期的患者。指血糖指标还没有超标，但已经处于偏高范围。具体表现为空腹血糖在5.6～7 mmol/L之间，或餐后2小时血糖在7.8～11.1 mmol/L之间。

3. 有超重、肥胖，特别是腹型肥胖（腰围男性＞0.9 m，女性＞0.85 m）的人。肥胖患者发生糖尿病的概率是非肥胖患者的

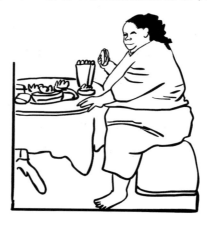

5 倍，肥胖的人往往存在胰岛素不敏感，使胰岛素降低血糖的能力减弱，构成了 2 型糖尿病的主要原因。

4. 有脂肪肝的人（这里指非酒精性脂肪肝）：研究显示，非酒精性脂肪性肝病者中有约一半的人存在糖代谢异常。由于肝脏是胰岛素主要的作用器官，当患有脂肪肝时，胰岛素敏感性减弱，导致糖尿病。

5. 久坐不动的生活方式。

6. 家族史：与糖尿病患者有血缘关系的家庭成员。2 型糖尿病和遗传有关，有糖尿病家族史的人发病机会也会增大。

7. 女性有分娩巨大胎儿史（即新生儿出生体重＞ 4 kg）者或曾患妊娠期糖尿病的人；

8. 高血压和高血脂的人群中也可能存在胰岛素抵抗，这些都是糖尿病的易患人群；

9. 有动脉粥样硬化性心脑疾病的患者。我国的一项心脏病研究显示，有冠心病的患者中 80% 存在血糖增高。

10. 其他的还包括一些其他胰岛素抵抗的疾病，如女性多囊卵巢综合征，以及一些服用抗精神病药物及抑郁药物的患者等。这些人群均应该积极筛查和预防糖尿病。

同时，一旦出现以下信号，也应引起足够重视，及时到医院检查是否患有糖尿病：

1. 疲乏、劳累；视力下降、视物不清；

2. 皮肤瘙痒，特别是女性阴部的瘙痒更为严重；

3. 黏膜屏障作用减低，伤口不易愈合；

4. 容易细菌感染（如经常皮肤长疖子、伤口易感染、尿路感染等）。

因为 2 型糖尿病常常是以这些不典型症状开始的，甚至很多患者并没有明显的特异性的症状（隐匿起病），而大多数人熟知的糖尿病人"三多一少"的典型症状（口干总是想喝水即多饮、多尿、食量大增即多食，却出现消瘦、体重减少的症状）其实这已不是早期信号，而是严重的糖尿病阶段了。

糖尿病经常是悄悄地不知不觉地来临的，不知不觉中，血糖轻、中度升高，就会引起组织损伤，所以有些症状典型的患者在诊断为糖尿病的同时，已经发现存在糖尿病并发症，可能已经得糖尿病数年了。

以上提到的高危人群需要定期到医院检测血糖，以便早期发现糖尿病，预防并发症的产生。

（卞　华）

第二节　怎么样才算戴上糖尿病的帽子

糖尿病的诊断主要靠检测血糖来确诊。需要到医院检测静脉血糖，大家如果在社区医院或者药店检查指尖血糖或者尿糖只能作为参考，不能作为诊断标准。

如果患者存在典型的"三多一少"（口干总是想喝水即多饮、多尿、食量大增即多食，却出现消瘦、体重减少）的表现，就要考虑到可能患有糖尿病了，此时如果空腹血糖≥ 7.0 mmol/L 和（或）任意血糖≥ 11.1 mmol/L，就可以确诊为糖尿病。（其中任意血糖又称为随机血糖,是指不考虑上次用餐时间,一天中任意时间的血糖水平)。

但是,有些情况下,患者症状并不典型,没有明显的症状;事实上,现在越来越多的糖尿病患者没有"三多一少"的典型症状,只要两次不同日检测,出现空腹血糖≥7.0 mmol/L 和(或)任意血糖≥11.1 mmol/L,也可以确诊为糖尿病,但检查需要在除外应激(如发热、感染、手术等)的情况下进行。

还有一些糖尿病症状也不典型的人群,血糖水平经常波动,模棱两可,就需要进一步做口服葡萄糖耐量试验。口服葡萄糖耐量试验(OGTT)是诊断糖尿病的重要方法,具体步骤如下:试验前空腹 8 ～ 14 h,先空腹抽血查血糖,然后将葡萄糖粉 75 g 溶于300 ml 水中,5 min 内喝完,喝第一口开始计时,30 min、1 h、2 h 和 3 h 取血测血糖,共 5 次。试验前 3 天碳水化合物(即淀粉类食物和糖等)摄入不少于 150 g/d。整个试验期间不可吸烟、喝咖啡、喝茶或进食。试验时加测胰岛素和(或)C 肽可以了解胰岛 β 细胞功能。

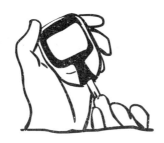

空腹血糖＜ 5.6 mmol/L 并且 OGTT 后 2 h 血糖＜ 7.8 mmol/L,为正常。

空腹血糖在 5.6 ～ 7 mmol/L 之间为空腹血糖受损,餐后2 h 血糖在 7.8 ～ 11.1 mmol/L 之间或 OGTT 后 2 h 血糖在 7.8 ～

11.1 mmol/L 时为糖耐量减低。这三种情况属于糖尿病前期的患者，指血糖指标还没有超标，但已经处于偏高范围，是糖尿病的高危人群，进展为糖尿病的概率要远高于血糖正常的人群。肥胖患者有很多处于这个阶段，需要积极干预、减重，预防进展为糖尿病。

　　以上是化验指标诊断糖尿病的标准，实际上还有一些抽血相关的注意事项也要知道，以免导致化验结果不能如实反映您真实的健康状况。

　　"空腹状态"是指至少 8 h 没有进食含热量的东西，也就是说，如果您第二天早上 8 点抽血，您前一晚 12 点以后就不能吃东西了，少量喝水可以的。一般医师会建议您晚上 10 点以后不要吃东西了，而且前一晚饮食要清淡。第二天早上起床以后尽量不要喝水了。有些患者体检时发现空腹血糖、血脂偏高，可能与前一晚大吃大喝有关系，需要注意避免

（颜红梅　卞　华）

第三节　糖尿病也分类型吗

　　目前糖尿病分为：1 型糖尿病、2 型糖尿病、其他特殊类型糖尿病及妊娠糖尿病 4 大类。在糖尿病患者中，2 型糖尿病所占的比例约为 90% 以上，下面就是糖尿病分类的详情：

1. 1 型糖尿病

1 型糖尿病主要由于分泌胰岛素的胰腺 β 细胞破坏，常导致绝对胰岛素缺乏所致。包括自身免疫性和特发性两种，主要为自体免

疫性。自体免疫疾病是由于身体的免疫系统对自身攻击而成的。糖尿病患者的免疫系统对自身的胰腺 β 细胞做出攻击，使其受损伤，结果胰腺并不能分泌足够的胰岛素。1 型糖尿病多发生于青少年，因胰岛素分泌缺乏，需要依赖外源性胰岛素补充以维持生命。尽管此类糖尿病常见于儿童和青年患者，但是它可以感染任何年龄段的人群（如成人迟发型自身免疫性糖尿病）。

2. 2 型糖尿病

2 型糖尿病是在胰岛素抵抗的基础上进行性的胰岛素缺乏所致的糖尿病，多在 35 ～ 40 岁之后发病，占糖尿病患者 90% 以上。患者体内产生胰岛素的能力并非完全丧失，在病程早期患者体内胰岛素甚至产生过多，但胰岛素的作用效果却大打折扣（胰岛素抵抗），此时患者体内的胰岛素是一种相对缺乏状态，随着病情的进展逐步发展为胰岛素绝对缺乏。胰岛素是人体胰腺 β 细胞分泌的身体内主要的降血糖激素。胰岛素抵抗时体内周围组织对胰岛素的敏感性降低，外周组织如肌肉、脂肪对胰岛素促进葡萄糖的吸收、转化、利用能力降低。最初机体通过产生过多的胰岛素来维持血糖的平稳，但当其代偿能力逐步下降时，血糖可增高，导致糖尿病的发生和进展。

3. 其他特殊类型糖尿病

包括胰岛 β 细胞功能遗传性缺陷和作用遗传性缺陷，胰腺本身疾病，如由于胰腺炎、癌、胰大部切除等引起者，内分泌疾病如肢端肥大症、皮质醇增多症等，以及某些影响血糖的药物，其他与糖尿病相关的遗传综合征等。应结合病史分析考虑。

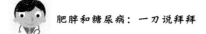

4. 妊娠糖尿病

妊娠糖尿病是指妊娠期（24 周以后）发生的糖尿病，不包括妊娠前已存在的糖尿病。妊娠糖尿病诊断标准与普通糖尿病不同，比普通糖尿病诊断更为严格。妊娠 24 周以后妇女一旦存在糖耐量异常（即非妊娠人群的糖尿病前期），就可以诊断为妊娠糖尿病。妊娠糖尿病妇女分娩之后（4～6 周）需要重新评估糖代谢，其中一部分患者仍然存在糖尿病，还有一部分可以恢复正常，但是将来发生 2 型糖尿病的风险大大增加，因此，有妊娠糖尿病史的妇女是糖尿病高危人群。

（卞　华）

第四节　糖尿病诊断指标的解读

糖化血红蛋白是常用的反映血糖控制水平的指标，反映 2～3 个月血糖控制水平，即慢性血糖水平的稳定指标，更符合糖尿病定义，而且可以更好地反映长期血糖水平和慢性并发症风险。所以医师会要求糖尿病患者每 3 个月左右检测一次糖化血红蛋白水平。

与空腹血糖和餐后 2 h 血糖相比，糖化血红蛋白用于诊断糖尿病有如下优点：①长期稳定，个体内变异率小；②不受急性（如应激、疾病相关）血糖波动的影响；③无需空腹或特定时间取血，检测更便捷；④糖化血红蛋白是目前评价血糖控制的金指标，与血糖和糖尿病并发症的相关性一致。2010 年美国糖尿病指南将糖化血红蛋白作为糖尿病诊断标准之一，2011 年世界卫生组织也建议在条件具备的国家和地区采用这一切点诊断糖尿病，但鉴于糖化血红蛋白检测在我国尚不普遍，检测方法的标准化程度不够，我国暂时不采用糖化血红蛋白诊断糖尿病。但对于采用标准化检测方法，并有严格质量控制，正常参考值在 4.0% ～ 6.0% 的医院，糖化血红蛋白可作为诊断糖尿病的参考。

当血糖很高时需要检测血酮体和电解质了解有无糖尿病急性并发症，如糖尿病酮症酸中毒以及高血糖高渗综合征。

2 型糖尿病起病隐匿是其特点之一，不知不觉中的血糖轻度、中度升高，就会引起组织损伤，所以有些症状典型的患者在诊断为糖尿病的同时，已经发现存在糖尿病并发症，可能已经得糖尿病数年了。所以当发现 2 型糖尿病时就要进行慢性并发症的评估，以后每年都需要随访。而 1 型糖尿病有明确的糖尿病发生时间，在发病后 5 年需要进行并发症的评估。

（卞 华）

第五节 糖尿病的危害有哪些

糖尿病早期，患者往往没有什么感觉，其实，对身体的危害已经静悄悄地产生了，主要有以下几个方面的危害。

一、糖尿病并发症

糖尿病会引起急性与慢性并发症。急性并发症包括糖尿病酮症酸中毒、高血糖高渗综合征、乳酸酸中毒等，需要到医院急诊处理。

慢性并发症包括微血管及大血管并发症，其中大血管病变包括心脑血管病变，周围血管病变，微血管并发症包括糖尿病视网膜病变，糖尿病肾病，周围神经病变、皮肤病变等。

1. 糖尿病是心、脑血管疾患的独立危险因素。与非糖尿病人群相比，糖尿病患者发生心、脑血管疾病的风险增加 2～4 倍。空腹血糖和餐后血糖升高，即使未达到糖尿病诊断标准，也与心、脑血管疾病发生风险增加相关。糖尿病患者经常伴有血脂紊乱、高血压等心脑血管病变的重要危险因素。

2. 下肢动脉病变是外周动脉疾病（PAD）的一个组成成分，表现为下肢动脉的狭窄、闭塞。与非糖尿病患者相比，糖尿病患者更常累及股深动脉及胫前动脉等中小动脉。其主要病因为动脉粥样硬化。糖尿病患者发生下肢血管病变的危险性较非糖尿病患者增加 2 倍；糖尿病患者下肢截肢的相对危险是非糖尿病患者的 40 倍。大约 85% 的截肢是由足溃疡引发的，约 15% 的糖尿病患者最终会发生足溃疡。

3. 糖尿病视网膜病变是糖尿病高度特异性的微血管并发症，在 20～74 岁成人新发失明病例中，糖尿病视网膜病变是最常见的病因。2 型糖尿病患者也是其他眼部疾病早发的高危人群，这些眼病包括白内障、青光眼、视网膜血管阻塞及缺血性视神经病变等。

4. 糖尿病患者中有 20%～40% 发生糖尿病肾病，是糖尿病患者肾衰竭的主要原因。早期糖尿病肾病的特征是尿中白蛋白排泄轻度增加（微量白蛋白尿），逐步进展至大量白蛋白尿和血清肌酐水平上升，最终发生肾衰竭，需要透析或肾移植。

5. 糖尿病神经病变是糖尿病最常见的慢性并发症之一，病变可累及中枢神经及周围神经，以后者为常见。糖尿病病程在 10 年以上，常有明显的临床糖尿病神经病变，其发生风险与糖尿病的病程、血糖控制不佳等相关。

二、糖尿病对身体其他方面的影响

1. 感染

糖尿病容易并发各种感染，血糖控制差的患者感染更为常见也更为严重。糖尿病并发感染可形成一个恶性循环，即感染导致难以控制的高血糖，而高血糖进一步加重感染。感染可诱发糖尿病急性并发症，感染也是糖尿病的重要死因。

2. 阻塞性睡眠呼吸暂停低通气综合征（OSAHS）

通俗地讲，是严重的"鼾症"，是指在睡眠中因上气道阻塞引起呼吸暂停，其特征表现为口鼻腔气流停止而胸腹呼吸尚存，是一种累及多系统并造成多器官损害的睡眠呼吸疾病，是 2 型糖尿病常见的共病之一。在除外肥胖等因素后，OSAHS 与胰岛素抵抗、糖耐量异常和 2 型糖尿病的发生密切相关。两种疾病常在同一个体存在，属于共患疾病，糖尿病患者 OSAHS 的患病率显著高于一般人群。国内研究显示，住院 2 型糖尿病患者 OSAHS 的患病率在 60% 以上。OSAHS 患者中糖尿病患病率亦明显高于正常人，肥胖的 2 型糖尿病患者 OSAHS 的患病率高达 86%。

3. 糖尿病与口腔疾病存在密切关系

糖尿病患者的唾液量减少、流率减慢，唾液内葡萄糖浓度升高，唾液 pH 值下降，使口腔的自洁力下降，口腔内环境改变，易引起各种病原微生物的滋生和繁殖，导致口腔发生多种疾病，如舌炎、口腔黏膜炎、龋病等。另外，糖尿病患者血管病变，血糖升高，血黏度增高，红细胞脆性增加，造成牙龈等口腔组织缺血缺氧，容易受到细菌的侵袭。同时糖尿病患者伤口愈合障碍，导致口腔病变迁延难愈。急性感染若不及时治疗可能危及生命。另一方面，牙周炎等口腔慢性炎症对糖尿病的代谢控制有负面影响。

4. 糖尿病患者抑郁症的患病率显著高于非糖尿病人群

糖尿病和抑郁症之间可能存在双向的因果关系。我国江苏省数家医院糖尿病患者门诊问卷调查显示，糖尿病患者抑郁症患病率达 50%，其中有 4% 左右是需要治疗的抑郁症。伴有抑郁症的糖尿病患者血糖不易得到满意控制，微血管和大血管并发症发生的风险可能高于普通糖尿病患者。有证据表明，抑郁、焦虑等负性情绪可加重糖尿病的病情，抗抑郁治疗可改善糖尿病抑郁症患者的抑郁状态。但某些抗抑郁药可能对血糖控制和体重造成影响。最近研究显示，短期使用应激及抗抑郁药物会导致体重的长期增加（增幅可≥基线体重的 7%），并伴随骨骼及脾重量的增加。

（颜红梅）

第六节　我国糖尿病的发病情况

近 30 年来，我国糖尿病患病率显著增加。1980 年全国 14 省市流行病学资料显示，糖尿病的患病率为 0.67%。1994 年至 1995 年进行了全国 19 省市糖尿病流行病学调查，25 ～ 64 岁人群的糖尿病患病率为 2.5%（人口标化率为 2.2%），糖耐量异常为 3.2%（人口标化率为 2.1%）。最近 10 年，糖尿病流行情况更为严重。2002 年全国糖尿病的流行情况调查，18 岁以上的城市人口的糖尿病患病率为 4.5%，农村为 1.8%。城市中，年龄在 18 ～ 44 岁、45 ～ 59 岁及 60 岁以上人群的糖尿病患病率分别为 2.96%、4.41% 和 13.13%，而农村相应年龄段的患病率则分别为 1.95%、0.98% 和 7.78%。2007 年至 2008 年，全国 14 个省市糖尿病的流行病学调查，估计我国 20 岁以上成年人的糖尿病患病率为 9.7%，中国成人糖尿病患者总数达 9 240 万，其中农村约 4 310 万，城市约 4 930 万。2010 年中国国家疾病控制中心和中华医学会内分泌学分会调查了中国 18 岁以上人群糖尿病的患病情况，应用 WHO 1999 年的诊断标准，显示糖尿病患病率为 9.7%，再次证实我国可能已成为世界上糖尿病患病人数最多的国家，若同时以糖化血红蛋白（HbAlc）≥ 6.5% 作为糖尿病诊断标准，则其患病率为 11.6%。

目前，我们还缺乏有代表性的 1 型糖尿病患病率和发病率的研究。根据推算，我国糖尿病总体人群中 1 型糖尿病的比例应 < 5%。上述几次调查结果是糖尿病的总体情况，其中包括了 1 型糖尿病患者。

总结我国糖尿病的流行情况，具有以下特点：

在我国患病人群中，以 2 型糖尿病为主，2 型糖尿病占 90.0% 以上，1 型糖尿病约占 5.0%，其他类型糖尿病仅占 0.7%；城市妊娠糖尿病的患病率接近 5.0%。

经济发达程度与糖尿病患病率有关：在 1994 年的调查中，高收入组的糖尿病患病率是低收入组的 2 ～ 3 倍。最新的研究发现，发达地区的糖尿病患病率仍明显高于不发达地区，城市仍高于

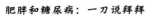

农村。

未诊断的糖尿病比例高于发达国家：2007年至2008年全国调查20岁以上成人糖尿病患者中，新诊断的糖尿病患者占总数的60%，尽管较过去调查有所下降，但远高于发达国家（美国约48%）。

男性、低教育水平是糖尿病的易患因素：在2007年至2008年的调查中，男性患病风险比女性增加26%，而文化程度在大学以下的人群糖尿病发病风险增加57%。

表现特点：我国2型糖尿病患者的平均体重指数（BMI）约为25 kg/m^2，而高加索人糖尿病患者的平均BMI多超过30 kg/m^2；餐后高血糖比例高，在新诊断的糖尿病患者中，单纯餐后血糖升高者占近50%。

国内缺乏儿童糖尿病的流行病学资料，临床上发现，近年来20岁以下的人群中2型糖尿病患病率有显著增加。

（颜红梅）

第七节　为什么会得糖尿病

糖尿病的类型不同，病因亦不同。

1型糖尿病、2型糖尿病和妊娠糖尿病是临床常见类型，还有少见的特殊类型糖尿病。

1. 1型糖尿病病因和发病机制尚不清楚，有些病因是免疫介导的，血中会出现自身免疫标记：如谷氨酸脱羧酶抗体（GADA）、胰岛细胞抗体（ICA）、人胰岛细胞抗原2抗体（IA-2A）等，但一些患者没有以上抗体。其显著特征是胰岛 β 细胞数量显著减少和消失（绝对减少），导致的胰岛素分泌显著下降或缺失。

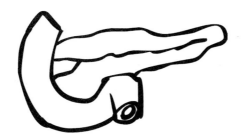

2. 2 型糖尿病的病因和发病机制目前亦不明确，糖尿病中超过 90% 属于 2 型糖尿病。其显著的特征为胰岛素调控葡萄糖代谢能力的下降（胰岛素抵抗）伴随胰岛 β 细胞功能缺陷所导致的胰岛素分泌减少（或相对减少）。

3. 妊娠糖尿病是妊娠前没有糖尿病，在妊娠期间被诊断的糖尿病或糖调节异常。

4. 特殊类型糖尿病是病因学相对明确的高血糖状态。

如何区别 1 型和 2 型糖尿病?

区别糖尿病类型的意义主要是用于指导治疗，1 型糖尿病原则上选用胰岛素治疗，2 型糖尿病血糖不是很高情况下一般选用口服降糖药。只看血糖水平是不能区别哪一种类型糖尿病的。目前诊断 1 型糖尿病主要根据临床特征。

1 型糖尿病具有以下特点

临床表现的特点：发病年龄通常小于 30 岁；起病迅速；中度至重度的临床症状；明显体重减轻；体型消瘦；常有酮尿或酮症酸中毒。

化验检查的特点：空腹或餐后的血清胰岛素、C 肽浓度明显降低或缺如；出现相关抗体：如谷氨酸脱羧酶抗体（GADA）、胰岛细胞抗体（ICA）、人胰岛细胞抗原 2 抗体（IA-2A）等。血清 C 肽和GADA 及其他与 1 型糖尿病相关的自身免疫标记物的检测有助于鉴别诊断，但不作为建立诊断的必要证据。

如果不确定分类诊断，可先做一个临时性分类，用于指导治疗。然后依据对治疗的初始反应以及追踪观察其临床表现再重新评估、分型。

妊娠糖尿病与糖尿病合并妊娠

原有糖尿病病史，之后妊娠者为糖尿病合并妊娠；在妊娠期间首次发生或发现的糖耐量减低或糖尿病称为妊娠期糖尿病或妊娠期间的糖尿病。

妊娠糖尿病患者中可能包含了一部分妊娠前已有糖耐量减低或糖尿病，在孕期首次被诊断的患者。妊娠期间高血糖的主要危害是围产期母婴临床结局不良和死亡率增加，包括母亲发展为 2 型糖尿病、胎儿在宫内发育异常、新生儿畸形、巨大儿（增加母婴在分娩时发生合并症与创伤的危险）和新生儿低血糖发生的风险增加等。所以原有糖尿病的患者应该把血糖控制达标后再准备怀孕。

一般来讲，糖尿病患者合并妊娠时血糖水平波动较大，血糖较难控制，大多数患者需要使用胰岛素控制血糖。相反，妊娠糖尿病患者的血糖波动相对较轻，血糖容易控制，多数患者可通过严格的饮食计划和运动使血糖得到满意控制，仅部分患者需要使用胰岛素控制血糖。

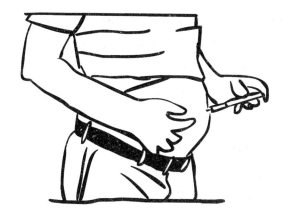

特殊类型糖尿病

是病因学相对明确的高血糖状态,包括8类病因导致的糖尿病。

1. 胰岛 β 细胞功能的遗传性缺陷:由于遗传因素导致胰岛 β 细胞功能障碍。这种类型糖尿病由基因诊断技术确诊。

(1)青少年的成人起病型糖尿病(MODY)是一类较经典的特殊类型糖尿病的代表。有三代或以上家族史,发病早,25 岁以下,不依赖胰岛素的特点,临床符合率不少见,但是基因检测阳性率不高。

(2)线粒体糖尿病:有遗传史,母系遗传(即男女均可发病,但是女性向后代遗传,而男性不向后代遗传),常有轻度至中度神经性耳聋症状,耳聋与糖尿病起病时间可不一致,其体形消瘦,多数患者初诊为 2 型糖尿病。发病时其胰岛 β 细胞功能尚可,常用口服降糖药治疗。随着病程延长,胰岛 β 细胞功能进行性低下,降糖药继发性失效而需用胰岛素治疗,部分起病时即需要胰岛素治疗。与 1 型糖尿病的不同点在于:①发病年龄相对较晚;②病程呈缓慢进展，临床症状也随着年龄的老化而加重；③胰岛 β 细胞功能低下是不完全的；④胰岛细胞抗体多为阴性，少数表现为低滴度持续阳性；⑤多有 2 型糖尿病家族史。

（3）新生儿糖尿病：产后 6 个月内出现高血糖，排除其他引起高血糖的原因，高血糖持续至少 2 周，需要胰岛素治疗；出生时低体重；伴有发育迟缓及神经系统异常等表现。新生儿糖尿病中 30%～58% 是胰岛 β 细胞的磺脲类受体 Kir6.2 基因突变引起，这种基因突变可以应用磺脲类降糖药物治疗。

2. 胰岛素作用的遗传性缺陷：共同特点是严重胰岛素抵抗，化验检查显示血胰岛素水平异常升高。可伴有高雄激素血症，高三酰甘油血症，皮下脂肪萎缩，肌肉萎缩或肌肉肥大，早衰，生长发育延滞，下颌骨、肢端骨发育异常，还有特殊面容。包括 A 型胰岛素抵抗、矮妖精貌综合征、脂肪萎缩性糖尿病等，可以根据临床表现和化验检查明确。

3. 胰腺外分泌疾病：胰腺炎症、创伤、肿瘤、胰腺切除术后引起的糖尿病，这个根据病史可以诊断。

4. 内分泌疾病：肢端肥大症、皮质醇增多症、胰高糖素瘤、嗜铬细胞瘤、甲状腺功能亢进（甲亢）、醛固酮瘤等。这个原因的糖尿病根据患者的特殊临床表现及激素等检查也可以明确。

5. 药物或化学因素诱导的糖尿病：较常见的用药有糖皮质激素、甲状腺激素、噻嗪类利尿剂、β 肾上腺素能受体激动剂、烟酸等；少见的用药包括 Vacor、喷他脒、二氮嗪、苯妥英钠等，根据患者的用药史可以明确。

6. 感染：先天性风疹、巨细胞病毒感染等，可以根据感染史来判断。

7. 不常见的免疫介导性糖尿病：僵人综合征、胰岛素自身免疫综合征、胰岛素受体抗体等，可以参考患者临床表现及化验血中相关抗体检查明确。

8. 其他糖尿病相关遗传综合征等：包括唐氏综合征、特纳（Turner）综合征等，根据临床表现和相关基因检测可以诊断。

因此，一个糖尿病患者就诊时，医师会根据患者糖尿病发病情况及临床表现特点初步判断是哪一种类型糖尿病，然后会选择相应的化验检查来确认是哪一种类型糖尿病。

（颜红梅）

第八节　什么样的糖尿病可以手术治疗

目前我国糖尿病的发病率非常惊人，约有 9 240 万糖尿病患者，2 型糖尿病占 90%，其中伴有肥胖的 2 型糖尿病患者，是目前糖尿病手术治疗的主要适应人群。虽然目前没有具体的统计数据显示，有多少 2 型糖尿病合并肥胖的患者，但肯定人数众多。中国目前还有 5 000 万左右的肥胖人群，而且肥胖人数还将不断上升，这 5 000 万肥胖人群中，有 80% 以上的人迟早要面临各种代谢并发症，如心血管疾病、糖尿病，而肥胖患者一旦出现糖尿病等代谢并发症，也是糖尿病手术治疗的适应人群。因此，适应糖尿病手术的人群会不断增加。

糖尿病的传统治疗手段是药物、饮食控制等非手术治疗方法，但内科治疗难以阻止糖尿病的发展，长期的血糖控制不佳会影响到眼睛、肾脏、神经、心脑血管及足等身体多个器官及组织的健康，很多患者最终会面临糖尿病并发症的威胁。而且，值得一提的是，糖尿病的并发症有一个发展过程，早期可无自觉症状，或者由于患者缺乏相关的糖尿病知识，不能及时发现自身身体的变化，而当出现明显症状时可能已到中晚期，延误了最佳治疗时机，造成无法逆转的健康损害。

因此，糖尿病的治疗成为临床医师迫切需要关注的领域。减重手术在欧美经历半个多世纪的发展，已经证实是治疗糖尿病的有效方法。

那么，什么样的糖尿病人可以手术治疗呢？具体如下：

所有明确诊断为 2 型糖尿病，且体重指数（BMI）≥ 28 kg/m^2 的患者［体重指数的计算方法：体重指数 = $\dfrac{体重千克数}{身高米的平方}$，例如，身高 1.6 米（m）体重 72 千克（kg）的女性，其体重指数 = $\dfrac{72}{1.6 \times 1.6}$ =28 kg/m^2］，原则上经规范的非手术治疗后效果不佳或不能耐受者，只要无明显手术禁忌的，均可以考虑减重手术治疗。

由于手术治疗效果与患者糖尿病病程、胰岛细胞功能，患者年龄等多种因素有关，因此当患者符合以下条件时，可望获得更好的治疗效果：

1. 年龄 ≤ 65 岁，≥ 18 岁；

2. 2 型糖尿病的确诊时间 ≤ 15 年；

3. 体重指数（BMI）≥ 28 kg/m^2，并有向心性肥胖（女性腰围 > 0.85 m，男性 > 0.9 m）时，更应积极地考虑手术治疗。

还有一点需要重点提醒：手术治疗效果与患者糖尿病病程、胰岛细胞功能等密切相关，糖尿病病程超过 15 年的患者，胰岛细胞功能已经衰竭，此时手术已经没有价值，而糖尿病病程在 5 年内，手术效果最好。

（吴海福）

第九节 什么样的糖尿病不能手术治疗

不是所有的糖尿病患者都适合手术治疗。

首先，糖尿病分为 4 种类型：

1. 1 型糖尿病：指患者免疫系统存在缺陷，导致胰岛破坏，胰岛素分泌水平绝对不足。

患者发病年龄轻，大多＜30 岁，起病突然，多饮、多尿、多食、消瘦（三多一少）症状明显，血糖水平高。不少患者以酮症酸中毒为首发表现，糖尿病到了非常严重的时候才会出现酮症酸中毒，表现为：乏力、恶心、呕吐，部分患者呼吸中可有类似烂苹果味的酮臭味道，严重时会出现休克、甚至昏迷。除此之外，患者还会出现血清胰岛素和 C 肽水平低下，胰岛细胞自身抗体可呈阳性。单用口服降糖药无效。

2. 2 型糖尿病：它是指在胰岛素抵抗基础上胰岛素分泌进行性下降所导致。那什么是胰岛素抵抗呢，它是指胰岛素的工作效率下降，也就是胰岛素出工不出力、对葡萄糖摄取和利用的效率下降。久而久之，就出现了 2 型糖尿病。

常见于中老年人，肥胖者发病率高，常可伴有高血压、血脂异常、动脉硬化等疾病。起病隐匿，早期无任何症状，或仅有轻度乏力、口渴，血糖增高不明显者需做口服葡萄糖耐量试验才能确诊，所以对于肥胖型中老年人，即使空腹血糖正常，也最好加做一个口服糖耐量试验，如果阳性，考虑患有隐匿性 2 型糖尿病。这类人群血清胰岛素水平早期正常或增高，晚期低下。

3. 其他原因导致的特殊类型糖尿病：如胰岛 β 细胞功能的遗传缺陷、胰岛素作用的遗传缺陷、胰腺外分泌疾病（如囊性纤维化）、药物或化学物质、感染等引起。

4. 妊娠糖尿病。指孕妇在妊娠期间发生的不同程度的糖耐量异常，但不包括妊娠前已经存在的糖尿病。建议在妊娠 24 ～ 28 周进行糖尿病筛查。

上述 4 种类型的糖尿病中，1 型糖尿病、其他原因导致的特殊类型糖尿病和妊娠糖尿病不适合手术治疗。

也不是所有的 2 型糖尿病都适合手术治疗。

那么，哪些 2 型糖尿病不适合手术治疗呢？

1. 年龄＞ 65 岁的 2 型糖尿病。

2. 年龄＜ 16 岁的 2 型糖尿病。

3. 体重指数（BMI）＜ 27.5 kg/m²。

[体重指数的计算方法：体重指数 $= \dfrac{\text{体重千克数}}{\text{身高米的平方}}$，例如，身高 1.6 米（m）体重 50 千克（kg）的女性，其体重指数 $= \dfrac{50}{1.6 \times 1.6}$ =19.5 kg/m²]。

4. 糖尿病病程＞ 15 年。

5. 胰岛细胞功能衰竭的患者（C 肽水平＜正常水平 1/2）。

6. 心、肺等脏器功能不能耐受手术的患者。

（吴海福）

第十节　糖尿病患者手术前的就诊流程

糖尿病患者手术前会经过认真仔细的全面评估，了解身体健康状态，评估手术风险，由多学科医师共同参与，判断病情，确认手术获益远大于风险再行手术，不可盲目手术。

术前筛选及评估：先由具有内分泌专业知识的内科医师对于内科治疗效果不佳的糖尿病患者进行筛选，并对具有减重手术适应证的患者进行术前评估。

术前评估要素如下：

1. 明确诊断与全面病情评估：

（1）评估糖尿病的病因：入院后医师会进行全面的身体评估，判断您是常见的 2 型糖尿病还是 1 型糖尿病？是否其他特殊类型糖尿病？例如：是否皮质醇增多症引起的类固醇糖尿病？是否其他内分泌疾病引起的糖尿病等，医师会做一些检查，譬如胰岛素、C 肽水平与胰岛相关抗体，判断是哪一种糖尿病，查皮质醇节律除外皮质醇增多症；查甲状腺素水平了解有无甲状腺功能亢进（甲亢）或甲状腺功能减退（甲减）等；检查性腺激素水平了解有无雄激素升高，是否有多囊卵巢综合征等；

（2）评估肥胖病因：是单纯性肥胖还是疾病性肥胖，如是否有皮质醇增多症、甲状腺功能减退？有无其他内分泌疾病引起的肥胖等。是否由应用一些药物引起的肥胖等；

（3）测定体重并计算体重指数（BMI）：判断是否达到需要手术的标准，一般要求 BMI 达到 28 kg/m² 以上；

（4）了解减重病史、肥胖相关合并症：仔细询问相关病史，肥胖病史，肥胖相关伴随疾病出现与处理情况如何？譬如，何时出现血糖升高？何时达到糖尿病标准？何时出现高血脂、高血压、脂肪肝、肝酶升高、呼吸睡眠暂停、心脏病、脑血管病等？有无诱因？经过哪些减肥手段，效果如何？并做一些相关检查了解病变程度，譬如肝脏磁共振波谱测定肝脏脂肪含量、颈动脉超声了解有无颈动脉斑块、超声心动图（心超）、肺功能如何等；

（5）了解患者主观减重意愿、排除手术风险大的人群。

2. 常规实验室检查，除了上面提到的，还包括以下项目：糖代谢（空腹血糖、餐后血糖、糖化血红蛋白（HbA1c）、胰岛素、C肽）、血脂、肝肾功能、尿常规、血常规、促凝血试验、营养评估（铁、维生素 B_{12}、叶酸、维生素 D_3 等）。

3. 心肺功能评估：睡眠呼吸暂停监测、肺功能监测、24 h 动态心电图和动态血压测定、超声心动图、胸片等。

4. 消化系统评估：检测幽门螺杆菌、肝胆 B 超检查有无胆石症、上消化道内镜检查排除肿瘤等。

5. 神经及精神系统评估：食欲与行为、精神疾患（抑郁症等）。

6. 术前努力减重，积极控制血糖，戒烟、手术前后怀孕指导（针对育龄女性）、手术费用知情指导等。

全面评估完成后，内、外科，包括麻醉科等科室的医师会再次与患者进一步讨论病情，告知患者手术的风险与获益，再次确定患者手术意愿，是否需要进行代谢手术，以及进行何种手术方式最适合，使患者从本次手术获得最佳效益风险比。

（颜红梅）

第十一节 糖尿病患者做什么样的手术

糖尿病手术的术式有：腹腔镜胃可调节束带术、腹腔镜胃折叠术、腹腔镜迷你胃旁路术、腹腔镜胆胰转流术、腹腔镜胆胰转流联合十二指肠转位术、腹腔镜十二指肠空肠旁路术、腹腔镜十二指肠空肠旁路术联合胃袖状切除术、腹腔镜小肠旁路联合胃袖状切除术、小肠转位联合胃袖状切除术、双途径联合胃袖状切除术、胃折叠联合胃束带手术，以及腹腔镜袖状胃切除术、腹腔镜胃旁路术。

其中腹腔镜胃可调节束带术因效果不理想、术后并发症发生率高、再次手术发生率高，目前已很少被使用。

腹腔镜胃折叠术因其效果比袖状胃切除术差，不建议在 2 型糖尿病中使用，已被腹腔镜袖状胃切除术取代。

腹腔镜迷你胃旁路术因其吻合口溃疡发生率高，也已经较少应用，已被腹腔镜胃旁路术取代。

腹腔镜胆胰转流术，因手术操作复杂，并发症和死亡率均较其他术式高，极易导致营养代谢紊乱，目前暂不推荐，一般用于修正手术。

而腹腔镜胆胰转流联合十二指肠转位术、腹腔镜十二指肠空肠旁路术、腹腔镜十二指肠空肠旁路术联合胃袖状切除术、腹腔镜小肠旁路联合胃袖状切除术、小肠转位联合胃袖状切除术、双途径联合胃袖状切除术、胃折叠联合胃束带手术，目前处于临床研究阶段，并不常规使用。

目前2型糖尿病最主要的术式是腹腔镜袖状胃切除术、腹腔镜胃旁路术，已获得美国食品及药物管理局（FDA）的认证，已经发展得相当成熟。

1. 腹腔镜袖状胃切除术：这种手术简单有效，对2型糖尿病有良好的治疗效果，治愈率可达65%左右，术后并发症较少，目前尚无手术相关死亡报道。这种手术不改变胃肠道的生理状态，不产生营养物质的缺乏。2010年以后已席卷全球的减重外科手术市场，目前大约一半以上的减重手术为胃袖状切除术。另一个较大的优势在于其避免了残胃癌发生的争议，腹腔镜袖状胃切除术患者，术后仍然可以继续行胃镜检查，因此，在许多胃癌发生率较高的地区，特别是亚洲，非常受欢迎。但是在 $28 \text{ kg/m}^2 \leqslant \text{BMI} \leqslant 32 \text{ kg/m}^2$ 的2型糖尿病患者中，效果不如腹腔镜胃旁路术，应慎重应用。$\text{BMI} \geqslant 32 \text{ kg/m}^2$ 的2型糖尿病病人推荐采用腹腔镜袖状胃切除术这种手术方式，尤其适合肥胖为主（$\text{BMI} \geqslant 35 \text{ kg/m}^2$）而糖尿病病情较轻或较早期糖尿病（5年之内）的2型糖尿病患者。

2. 腹腔镜胃旁路术：腹腔镜胃旁路术是治疗2型糖尿病的主流，已成为代谢外科手术的金标准。这种手术治疗2型糖患者的有效率可达80%～85%，治疗效果可望长期保持。下列患者推荐腹腔镜胃旁路手术：$28 \text{ kg/m}^2 \leqslant \text{BMI} < 32 \text{ kg/m}^2$，内科治疗效果不佳，或不能继续耐受内科治疗的，或者有明显的合并症（高血脂、高血压），有明显的高危因素（尤其是心血管高危因素），男性腰围 $\geqslant 0.9 \text{ m}$，女性腰围 $\geqslant 0.8 \text{ m}$。但是，腹腔镜胃旁路术有手术相关死亡报道，死亡率0.5%左右；而且手术操作相对复杂，术后并发症

发生率相对较高，远期主要并发症是特殊营养物质的吸收不良，但是只要每天补充1粒多种维生素及微量元素制剂（如金施尔康、善存片），部分患者可能需要额外补充铁剂和钙片。只要患者长期定期随访，将不会出现因特殊营养物质的缺乏而导致的营养不良。但从糖尿病的治疗以及避免糖尿病并发症的角度看，此类患者行胃旁路术是利大于弊，值得推荐。

（吴海福）

第十二节　什么是腹腔镜胃旁路手术

腹腔镜胃旁路手术是在腹腔镜下进行的一种微创手术，已获得美国食品及药物管理局（FDA）的认证，发展得相当成熟，是目前治疗2型糖尿病的主流术式，成为代谢外科手术的金标准。这种手术只需要在患者的腹部打4～5个小孔，其中2个小孔1 cm，另外2～3个小孔只有0.5 cm。然后在腹腔镜下先把胃切成一个30～50 ml的小胃囊，小胃囊与远侧旷置的胃完全分开，旷置全部的十二指肠以及大约1 m的近端空肠，将下面的小肠和胃部对接，这样小肠吸收营养的总面积就极大地缩小了。

腹腔镜胃旁路术治疗2型糖尿病的总有效率为95%，缓解率为83%左右。其中，2型糖尿病病程在5年以内者，手术的有效率为100%；病程10年以上者的有效率为70%左右。研究发现：70%的糖尿病患者术后可以摆脱药物，即降糖药、胰岛素都不使用了；即使在手术15年后，仍然有40%左右的人不需要用药；其他患者从原来需要打胰岛素改为口服少量降糖药物即可维持正常血糖。根据每个人胰岛素的敏感性和胰岛细胞功能的不同情况，起效快的3周，起效慢的1年左右。

这类手术是三管齐下，通过多种途径来治疗糖尿病：一是通过缩胃减少食物的摄入与吸收来减少能量的摄取与糖代谢负荷，二是通过降低患者体重来减少由于脂肪堆积所造成的胰岛素抵抗，三是胃肠道重建后改变了肠-胰岛素轴激素的分泌，从而直接改善糖代谢。因此很多人做了这个手术后，体重还没下降，血糖就正常了。

但腹腔镜胃旁路手术是否安全，是很多人担忧的问题。随着外科手术技术、设备的改善，这类手术就像腹腔镜胆囊手术一样，安全性非常高。统计表明，手术可以降低糖尿病患者的死亡率，糖尿病患者的平均寿命可延长7年。因为，糖尿病本身得不到控制对人体的损伤更大。不过，也有手术相关死亡报道，死亡率在0.5%左右，远远低于糖尿病并发症导致的死亡。

腹腔镜胃旁路手术比腹腔镜袖状胃切除术操作相对复杂，术后并发症发生率也相对较高，术后需要长期营养物质的监测，需要终生补充维生素 B_{12}，还要根据需要补充铁、复合维生素 B、叶酸和钙。

也不是所有的糖尿病患者都适合做此类手术，只有明确诊断为 2 型糖尿病，且体重指数（BMI）≥ 28 kg/m^2，18 岁＜年龄＜ 65 岁的患者，原则上都可以接受手术。下列患者推荐腹腔镜胃旁路手术：28 kg/m$^2 \leq$ BMI < 32 kg/m^2，内科治疗效果不佳，或不能继续耐受内科治疗的，或者有明显的并发症（高血脂，高血压），有明显的高危因素（尤其是心血管高危因素），男性腰围 ≥ 0.9 m，女性腰围 ≥ 0.8 m。

还有一点需要重点提醒：手术治疗效果与患者糖尿病病程、胰岛细胞功能等多种因素相关，糖尿病病程超过 15 年将导致胰岛细胞功能衰竭，这时候再做手术已经没有价值，而糖尿病病程在 5 年内，手术效果最好。

（吴海福）

第十三节　手术为什么能够治疗糖尿病

如前所述，目前治疗糖尿病主要有两种手术方法：腹腔镜袖状胃切除术和腹腔镜胃旁路术，手术方法不同，其治疗原理亦不同。

1. 腹腔镜袖状胃切除术（LSG）：这种手术是在腹腔镜下将胃底部切除，留存一个狭长呈香蕉形状的胃，又叫香蕉胃。胃容量 60 ～ 120 ml，其治疗糖尿病的原理有 4：

（1）减少了进食：

术后胃容量大幅缩小，原先可以容纳 1 200 ～ 1 500 ml 的胃囊，缩小到 60 ～ 120 ml，即一个香蕉大小。胃容量缩小的直接结果就是食物摄入量的减少。

同时减少了胃饥饿素（ghrelin）：胃饥饿素是一种由胃底分泌、让人产生饥饿感的胃肠道激素。腹腔镜袖状胃切除术直接将胃底部切除，大大减少了胃饥饿素的分泌，减少饥饿感，达到长久饥饿感降低的效果。

如此，就可以减少能量的摄取，从而减轻体内糖代谢的负荷，使血糖得到控制。

（2）减少了肠道的吸收：

腹腔镜袖状胃手术后，胃成为一种管状样结构的香蕉胃，食物快速地通过胃进入肠道，在胃内停留时间减少导致食物不容易消化，这种情况下，肠道的吸收也会减少。如此，亦可以减少能量的摄取，从而减轻体内糖代谢的负荷，使血糖得到控制。

（3）增强了胰岛素功能：

长期持续地减少进食，患者体重逐渐下降，脂肪堆积减少，从而降低了脂肪堆积所导致的胰岛素抵抗，胰岛素降低血糖的功能加强，使血糖得到控制。

（4）导致了肠道内分泌激素的变化：

腹腔镜袖状胃手术使食物快速进入肠道，能促使肠道中的许多肠激素（胰高血糖素样肽 -1、酪酪肽等）快速增加，其中胰高血糖素样肽 -1（GLP-1）是一种新近发现的肠道激素，对糖代谢有全面的改善作用。它可以刺激胰岛素分泌，降低胰高血糖素的释放，增加胰岛素敏感性，增加胰岛 β 细胞的数量和胰岛素的表达，延缓胃排空，降低食欲，让体重和血糖下降。

2. 腹腔镜胃旁路术（LGB）：这种手术是在腹腔镜下先把胃切成一个 30 ～ 50 ml 的小胃囊，然后让一段至少 2 m 的小肠旷置，将下面的小肠和胃部对接，这样小肠吸收营养的总面积就极大地缩小了。

这类手术是多管齐下，通过多种途径来治疗糖尿病。

（1）减少了进食：

术后胃容量大幅缩小，原先可以容纳 1 200 ～ 1 500 ml 的胃囊，缩小到 30 ～ 50 ml，即一个鸡蛋大小。胃容量缩小的直接结果就是食物摄入量的减少。

同时减少了胃饥饿素（ghrelin）：胃饥饿素是一种由胃底分泌、让人产生饥饿感的胃肠道激素。腹腔镜胃旁路术将胃底部旷置，同样大大减少了胃饥饿素的分泌，减少饥饿感，达到长久降低食欲的效果。

如此，就可以减少能量的摄取，从而减轻体内糖代谢的负荷，使血糖得到控制。

（2）减少了肠道的吸收：

腹腔镜胃旁路术将一段至少 2 m 的小肠旷置，这样小肠吸收营养的总面积就极大地缩小了，肠道吸收的能量比腹腔镜袖状胃切除术后更少。如此，更可以减少能量的摄取，减轻体内糖代谢的负荷，使血糖更容易得到控制。

（3）增强了胰岛素功能：

长期持续地减少进食，患者体重逐渐下降，脂肪堆积减少，从而降低了脂肪堆积所导致的胰岛素抵抗，胰岛素降低血糖的功能加强，使血糖得到控制。

（4）导致了肠道内分泌激素的变化：

腹腔镜胃旁路手术使食物快速进入回肠，比腹腔镜袖状胃手术更能促使肠道中的许多肠激素（胰高血糖素样肽 -1、酪酪肽等）快速增加。

（5）十二指肠旷置降低了异常的肠激素反应：

十二指肠是身体对糖类代谢的主要控制部位。近年来的研究显示，糖尿病的产生与十二指肠调控血糖的机制出了问题有关，大部分患者有升糖激素异常升高的现象。而腹腔镜胃旁路术后，食物不

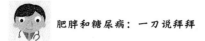

进入十二指肠，可以降低异常的肠激素反应，从而改善糖尿病的病情。

（吴海福）

第十四节　糖尿病手术后会出现糖尿病复发吗

前面我们说过，腹腔镜减重手术，是近 10 年来从欧美引进并发展起来的一项新的技术，被推荐为 2013 年十大最佳医学创新成果的首位。有两项著名的研究，其一是罗马的天主教大学鲁宾罗教授和他的团队开展的。他们发现，75% 的患者在接受了减重手术之后的两年，糖尿病症状消失，而那些依靠药物治疗的患者无一达到这样的效果。

另一项研究在美国大名鼎鼎的克里夫兰诊所进行，研究发现，37% 到 42% 的病患在接受了手术 15 年之后仍然能够把血糖指数降到阈值以下，即不必服用任何降糖药物。而单单依靠药物的病患，只有 12% 的人能够取得这样的理想疗效。

不过，国外的研究也表明，糖尿病手术 10 多年后确有复发的病例，为 30% 左右。当然这个数据还要客观分析。由于上述数据里包含有多种代谢性手术方式，事实上有些手术方式经过临床实践证实其疗效不佳，目前临床上已不再使用，而统计时并没有剔除，因此可能导致复发比例的统计数字偏高。

经过临床实践的不断检验，目前治疗糖尿病主要有两种手术方法：腹腔镜袖状胃切除术和腹腔镜胃旁路术，这两种手术方法对治疗糖尿病的远期效果不同。

一般来说，腹腔镜袖状胃切除术，手术既简单又安全，但是它主要用于以肥胖为主［体重指数（BMI）$\geqslant 32\ kg/m^2$］而糖尿病较轻、病程较短（5 年以内）的糖尿病患者。只要符合上述条件，效果较佳。

而腹腔镜胃旁路术，虽然手术相对复杂、难度相对较大，可能有一定的远期微量营养素的缺乏，但是腹腔镜胃旁路术仍然是治疗 2 型糖尿病的金标准，通过口服微量元素及多种维生素，即可避免远期微量营养素的缺乏。事实上，美国最新的研究显示，该手术的风险甚至小于已广泛被大众接受的腹腔镜胆囊切除术。当然，选择有经验的医师和综合实力较强的医院，也是降低手术风险的重要因素。

所以，严格掌握手术适应证是非常重要的。一般来说，明确诊断为 2 型糖尿病，$28\ kg/m^2 \leqslant$ 体重指数（BMI）$\leqslant 32\ kg/m^2$，年龄 < 65 岁的患者，药物治疗效果不好、血糖控制不佳的可以接受该手术。

还有一点需要重点提醒：手术治疗效果及手术后是否会出现糖尿病的复发，与患者糖尿病病程、胰岛细胞功能等多种因素相关，糖尿病病程超过 15 年将导致胰岛细胞功能衰竭，这时候再做手术已经没有价值，而糖尿病病程在 5 年内，手术效果最好。

另一方面，决定手术长期疗效的因素是多方面的，不仅仅是手术方式，患者的饮食、生活方式等也至关重要。手术并不是一劳永逸的，手术后仍然要按照糖尿病的饮食原则进食、建立良好的生活习惯、选择合适的运动方式。这样可以大大减少术后糖尿病的复发。

为了糖尿病手术后维持长期的疗效，需要医师和患者互相配合，定期做好随访工作。

（吴海福）

第十五节　糖尿病手术安全可靠吗

总体而言，减重与糖尿病手术风险低于腹腔镜胆囊切除手术，其危险性是比较低的。

但任何手术都有风险，减重与糖尿病手术风险往往与患者自身存在的一些因素相关，包括是否高龄、肥胖程度（高 BMI），有高血压、睡眠呼吸暂停综合征（打鼾）等慢性疾病。减重手术主要的近期并发症有肠梗阻、吻合口瘘、肺栓塞等，主要的远期并发症包括营养不良、缺铁性贫血、叶酸缺乏、维生素 B_{12} 缺乏、顽固性腹泻等。总之，任何一种减重手术后都可能发生营养缺乏，最好由营养师指导和终生随访，术后也需要长期改变生活习惯。目前学术界对该手术的远期影响还在评估之中，不同患者的效果差异也较大。因此，一定要严格把握适应证。

糖尿病减重手术的适应证为：①2 型糖尿病病程＜ 15 年，且胰岛仍有一定的胰岛素分泌功能，空腹血清 C 肽水平＞正常值下限的 1/2；②患者的 BMI 指数，这是判断是否适合手术的重要临床标准（见表 3-1）；③男性腰围＞ 0.9 m，女性腰围＞ 0.85 m 时，可酌情放宽手术适应证；④建议年龄为 16 ～ 65 岁。

表 3-1　患者体重指数（BMI）与手术适应证

BMI	临床情况	手术推荐等级
≥ 32.5		积极手术
27.5—32.5	患者有 2 型糖尿病，经改变生活方式和药物治疗难以控制血糖	可考虑手术
25.0—27.5	患者有 2 型糖尿病，经改变生活方式和药物治疗难以控制血糖及合并其他的代谢综合征	慎重考虑

同时糖尿病减重手术也有其禁忌证：①明确诊断为非肥胖型 1 型糖尿病；②胰岛 β 细胞功能已基本丧失，血清 C 肽水平低或糖负荷下 C 肽释放曲线低平；③ BMI < 25.0 者目前不推荐手术；④妊娠糖尿病及某些特殊类型的糖尿病；⑤滥用药物或乙醇（酒精）成瘾或患者有难以控制的精神疾病；⑥智力障碍或智力不成熟，行为不能自控者；⑦对手术预期不符合实际者；⑧不愿承担手术潜在并发症的风险；⑨不配合术后饮食及生活习惯的改变，依从性差者；⑩全身状况差，难以耐受全身麻醉或手术者。

通过标准化的减重代谢手术达到长期的体重减轻，同时配合病人生活习惯的改变，是 2 型糖尿病手术治疗后缓解的保证。现代外科技术已经能够将并发症降到最低。大众对减重与糖尿病手术的风险存在一定的误解，手术的风险并没有想象中那么高。其实，减重与糖尿病手术的死亡率被证实低于其他常见的手术，如腹腔镜胆囊切除术等。在肥胖人群中，未实施手术的患者相比实施减重手术的患者死亡风险增加 8 倍；而接受减重与糖尿病手术患者较不接受手术者，相对死亡风险显著降低 89%。减重与糖尿病手术风险低于腹腔镜胆囊切除手术，其危险性是比较低的。

（施晨晔）

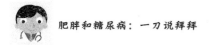

第十六节　术后会影响对食物营养的吸收吗

目前，胃旁路术是治疗糖尿病的常用方法，手术后会营养不良吗？糖尿病术后身体对营养的吸收会不会受到影响，是很多糖尿病患者较为关心的问题。

经过欧美大量的临床实践，胃旁路与袖状胃手术后基本不会影响营养的吸收。术后营养吸收的主要途径都有哪些呢？①蛋白质吸收被限制在空肠中下段和回肠，胃酸、胃蛋白酶甚至胰蛋白酶、胃素、缩胆囊素有所降低，可能影响蛋白的消化和吸收，但国外数以万计的胃旁路术后随访资料和国内数百病例统计，没有胃旁路术后造成蛋白缺乏严重并发症的案例。②碳水化合物不能及时与相关的消化酶混合，降低了食物淀粉的降解速率，术后血糖因此能避免出现过高的峰值，胰岛功能得以恢复。③正常情况下，脂质食物通过刺激缩胆囊素的释放促进胆汁和胰液进入肠道，降解食物中的脂类物质，胃旁路手术延迟脂类食糜的形成，致使脂质快速进入大肠而排出。④可能降低维生素和铁、钙吸收，但并不严重，术后远期可以通过补充多种复合维生素和矿物质来解决。

随着医学的发展，手术治疗糖尿病技术越来越好，人们承受的术后痛苦越来越少，术后营养不良问题也不会给人们带来太大的干扰，但术后也必须合理膳食：三大营养素的选择与注意事项：①蛋白质的选择：每日摄入的蛋白质中优质蛋白质应占30%～50%。不主张全部吃素，希望每日能摄入100～150 g瘦肉（包括禽类及鱼虾），1个鸡蛋（50 g左右），1袋奶（250 g），适量豆制品，用于补充优质蛋白质。②脂肪的选择：一天计算出的脂肪重量包括食物中的脂肪和烹调油。目前提倡饱和脂肪：单不饱和脂肪：多不饱和脂肪 =1:1:1。动物食品中，瘦肉即含 10% 左右的动物脂肪，即饱和脂肪，因此不要特意去吃肥肉，瘦肉中的饱和脂肪已经足够人体需要了。烹调油最好选用植物油，植物油中主要含有单不饱和脂肪和多不饱和脂肪，一般植物油每日限制在 20 ～ 25 g 以内，因此提倡多吃煮、拌、蒸、卤的菜，炒菜少放油。尽量避免吃油炸食品，含脂肪高的零食如瓜子、花生、核桃等坚果可以少量食用（花生每天 10 颗或核桃每天 3 颗）。③蔬菜、水果主要提供维生素、纤维素、无机盐及微量元素。一般每日应吃 500 g 蔬菜，及少量水果。提倡多吃含纤维素高的蔬菜，如芹菜、韭菜、萝卜、海带等。含淀粉高的蔬菜尽量少吃，如进食了马铃薯、山药、藕、荸荠等，主食就要适当减量，每吃 100 g 含淀粉高的蔬菜就要减少 25 g（半两）粮食。每吃 200 g 水果，也要减少 25 g 粮食。

此外，为巩固手术效果，还要改进进餐方法：①细嚼慢咽：喝汤不要端起碗喝，既不文明又不雅观，用小勺一勺一勺喝。吃饭一口一口吃，不要狼吞虎咽；②在餐桌上吃，不要端碗盛上菜到处走；③专心专意地吃，不要边吃边干活；④精神集中，不要边看电视边吃；⑤饭要一次盛好，不要一点一点盛饭；⑥吃完碗中饭立即放下筷子，离开餐桌，不要养成吃完了还不愿下桌习惯；⑦不打扫剩菜饭；⑧立即刷牙。另外也要改变进餐习惯：少吃零食，少荤多素，少肉多鱼，少细多粗，少油多清淡，少盐多醋，少烟多茶，少量多餐，少吃多动，少稀多干。

（施晨晔）

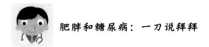

第十七节　术后还需服用降糖药物吗

在进行手术之前，糖尿病患者需要定时定量进行药物治疗。

胃旁路术后，80%左右2型糖尿病能得到长期治愈或缓解，40%左右的患者能够终生摆脱服药和注射胰岛素，极大地减轻了患者的经济负担和心理负担。而且，由于机体内环境的改善，视网膜病变、糖尿病肾病、肥胖、高血脂、高血压等相关并发症的发生概率也大大降低，避免了严重致残、致死状况的发生，患者的预期寿命也大大延长。

胃旁路手术的独特之处在于改变了食物的正常生理流向。它的原理有两个方面：第一，手术以后，上消化道的食物有了转流，不再经过胃的远端、十二指肠和空肠上端。而这个部分消化管腔里面，有大量的K细胞在黏膜上分布，只要一经过食物刺激，K细胞就分泌大量的胰岛素抵抗因子，使人体产生胰岛素抵抗，这就是糖尿病形成的最初始的原因。如果做了转流，上消化道不再接受食物刺激，K细胞就不再分泌胰岛素抵抗因子。第二，是未经完全消化的食物，可以较早地进入中下消化道，刺激中下消化道黏膜里面的大量L细胞。L细胞，经过食物刺激以后，会分泌PYY、GLP1等细胞因子，这些细胞因子有一个共同的作用：第一，直接降血糖；第二，减少胰岛细胞凋亡的速率；第三，可以刺激胰岛细胞增殖。这样糖尿病第二个发病的病因也被去掉。因此，患者的血糖将在术后一个月有明显下降。

当然，患者术后仍需积极检测血糖情况，部分患者如发现术后血糖仍未达到正常范围，可以通过饮食控制和服用降糖药物来控制血糖，但临床显示，此时降糖药物的服用量也远远低于手术前的用量。

（施晨晔）

第十八节 糖尿病手术治疗的获益有哪些

科技的发展带动了医学的发展，越来越多的疾病已被人类克服，相比于传统的药物治疗，糖尿病的手术治疗给人们带来了巨大的益处。

术后出现如下 2 型糖尿病治愈或缓解的表现，均可判定为治疗有效：①无论术前采用饮食控制、口服药物治疗或是胰岛素治疗的患者，术后不再需要上述任何的干预措施，亦可长期保持随机血糖＜11.1 mmol/L、空腹血糖＜7.0 mmol/L、口服葡萄糖耐量试验（OGTT）2 h 血糖＜11.1 mmol/L、糖化血红蛋白（A1C）＜6.5% 者，可判定为治愈。②术前需使用胰岛素方能控制血糖，而术后仅需口服药物或饮食调整即可控制血糖至正常者，可判定为糖尿病缓解。③术前需要口服降糖药物方能控制血糖，而术后仅需饮食调整即可控制血糖至正常者，可判定为糖尿病缓解。④术前有明显的 2 型糖尿病并发症的出现，如糖尿病肾病、糖尿病视网膜病变等。术后这些糖尿病并发症消失或缓解者，判定为治疗有效。⑤术前除 2 型糖尿病外，有代谢紊乱综合征的其他表现出现，如肥胖、高血脂、高血压、呼吸睡眠暂停综合征（打鼾）等。术后这些代谢紊乱综合征消失或缓解，亦判定为治疗有效。

相比传统的药物治疗，糖尿病减重手术的优势如下：

优势一：治好糖尿病，血糖正常，患者摆脱终身服药，不用控制饮食。糖尿病发病原因主要有两方面：一是胰岛素抵抗。二是胰岛功能衰竭。通过手术，胰岛素抵抗现象没有了，胰岛功能恢复了，糖尿病也没有了。但这个优势的前提是早期糖尿病人群（糖尿病病程 10 年以内，最好 5 年以内），其胰岛功能还未完全衰竭。

优势二：糖尿病并发症发生概率降低。内科吃药无法逆转患者已经发生的并发症，而术后，大部分患者原有的手足麻木、视网膜病变、糖尿病足、尿蛋白异常、高血压等糖尿病并发症的比率大幅下降。

优势三：避免糖尿病引起的致残、致死状况的发生。糖尿病发展到严重程度，会对人的生命安全造成严重威胁。而通过手术，血糖正常，并发症不再出现，糖尿病的危害也没有了。

优势四：肥胖患者体重减轻。手术能给患者带来一些意想不到的效果，很胖的患者术后达到了满意的减肥效果，从而缓解患者术前因为肥胖而导致的心理问题。

优势五：减轻患者的经济负担。相对费用不高，这是手术治疗糖尿病的明显优势。据调查，患病 5 年以上的大部分糖尿病患者都会出现各种并发症，而这些并发症的治疗费用非常高。对于糖尿病患者来说，一次手术治疗，并发症不再出现，经济负担减轻。

优势六：手术风险低，术后康复快，无严重并发症。手术是微创手术，创伤小，恢复快，术后 3 日就可以进食，一周就可以出院。

（施晨晔）

第十九节　手术能否根治糖尿病

20世纪50年代，在实施减重手术中，一位美国外科医师意外发现，接受手术的患者不仅体重降了下来，多数患有糖尿病的患者，血糖问题也得到明显改善。

减重手术用于肥胖伴2型糖尿病患者目前已被更多的人所认可，原因是手术减重的效果好，且术后患者可以摆脱终身服药的痛苦。那么这种手术能够根治糖尿病吗？

胃旁路术后，80%左右2型糖尿病能得到长期治愈或缓解，40%左右的患者能够终生摆脱服药和注射胰岛素，从某种意义上讲即为根治。

但是，手术的效果和每个人的具体情况也是息息相关的。首先，不是所有的糖尿病患者都可以采用胃旁路手术来摆脱糖尿病，胃旁路手术是有适应证的：①2型糖尿病病程＜15年，且胰岛仍有一定的胰岛素分泌功能，空腹血清C肽水平＞正常值下限的1/2；②患者的体重指数（BMI）是判断是否适合手术的重要临床标准（见表3-2）；③男性腰围＞0.9 m，女性腰围＞0.85 m时，可酌情提高手术推荐等级，适当放宽上述指征；④建议年龄为16～65岁。

表3-2　BMI与手术指征

BMI	临床情况	手术推荐等级
≥ 32.5		积极手术
27.5—32.5	患者有2型糖尿病，经改变生活方式和药物治疗难以控制血糖	可考虑手术
25.0—27.5	患者有2型糖尿病，经改变生活方式和药物治疗难以控制血糖及合并其他的代谢综合征	慎重考虑

符合适应证，只要无明显手术禁忌，均可考虑行胃旁路手术。

关于手术效果，研究者在手术和随访中发现，在常用的两种手术方法中，胃旁路术的降糖作用最显著：

表 3-3 两种手术方式对比

手术方式	袖状胃切除术	胃旁路术
体重减轻指数	68.2%	61.6%
糖尿病有效率	71.6%	83.7%

美国每年大约有 2 万多名糖尿病患者通过这种手术得到有效治疗。中国至今为止，已有上万例 2 型糖尿病患者通过胃旁路手术得到治疗。

胃旁路手术能否让您摆脱终身服药呢？对于这一结果，目前国内外尚无统一定论。整体来看，糖尿病病情的缓解率一般在 80% 左右。多数患者能有效地改善高血糖状况，甚至 40% 的人群不用吃药、不用打胰岛素，血糖水平也能控制在正常范围内。此外，患者因肥胖引发的高血压、高血脂、痛风等代谢问题也能得到良好改善。但是，手术并不能让所有的糖尿病患者受益，现有证据也还不足以证明手术可以完全根治糖尿病。20% 的手术效果不佳可能与适应证不合有关，或者患者术后生活方式没有改变，导致糖尿病复发。

（施晨晔）

第二十节　糖尿病手术后如何随访

进行减重与糖尿病手术的患者需要终生随访：在术后的第一年

里，至少要进行 4 次门诊随访，以及电话或其他方式的随访。随访的主要内容包括患者的血糖、糖化血红蛋白、胰岛素、C 肽，以及患者的体重、营养状况、精神状况等。

医师可以掌握您的糖尿病控制情况，判断您是否需要饮食或药物的辅助治疗，监测您是否有糖尿病相关的并发症的出现，手术后是否有改善。同时，医师还能监测您是否出现手术并发症，有无营养物质、维生素或矿物质的缺乏，以便做出治疗上的调整。若您术后出现任何不适，医师会根据您的情况为您做出处理措施，医师应进行随访：

一、随访方式

1. 门诊随访：医师利用患者就诊时进行随访。

2. 家庭随访：由内分泌科医师根据患者情况可以考虑进行面对面的家庭随访。

3. 电话随访：对能进行自我管理的患者、且本次随访没有检查项目的，可以电话方式进行随访。

4. 集体随访：医护人员设点定期开展讲座、义诊等多种形式的糖尿病健康教育活动时集体随访。

二、随访内容

1. 了解患者病情，询问有无不适症状及生活方式，包括有无吸烟、饮酒、睡眠质量、情绪及家庭氛围等。

2. 非药物治疗：①了解患者体重降低情况以及血糖控制情况；②了解患者饮食和运动情况。

3. 药物治疗：了解患者药物使用情况，评价药物治疗的效果，评估有无不良反应。对于治疗效果不佳的患者，应督促其调整治疗方案。

4. 测量空腹血糖和血压、体重、腰围，检查足背动脉有无搏动、皮肤情况，评估治疗效果和是否存在并发症。

三、饮食指导

术后需要形成新的饮食习惯来促进并维持糖代谢的改善，同时又能补充必需的营养，避免产生不适。①低糖、低脂饮食避免过度进食。②缓慢进食，每餐 20 ~ 30 min。③细嚼慢咽，避免过于坚硬或大块的食物。④首先进食富含蛋白质的食物，建议为 60 ~ 80 g/d，避免高热量的食物。⑤根据手术方式不同，有些需每日补充必需的维生素，根据指导补充矿物质和微量元素。

另外，手术并不是一劳永逸，术后要坚持每 3 个月一次随访。对于接受减重手术的育龄期妇女，手术后 1 年内最好不要怀孕。

（施晨晔）

第四章 肥胖和糖尿病手术需要多学科协同作战

第一节 肥胖和糖尿病手术时采用什么样的麻醉呢

无论选择哪种手术方式治疗肥胖和糖尿病，都需要在麻醉状态下完成。一般而言，患者对麻醉最关注的有三个问题：①此类手术需要选择什么样的麻醉方法？②麻醉过程中有什么危险？③手术以后会痛吗？如何解决？

一、麻醉方法的选择

选择全身麻醉。有的患者会说我做的是微创手术，为什么还需要全身醉麻呢？半麻不行吗？所谓"半麻"是指采用硬膜外阻滞或者蛛网膜下隙阻滞，使下半部分躯干以及双腿被麻醉。但微创手术就一定是选择微小麻醉吗？其实不然，麻醉方法的选择与许多因素相关，肥胖和糖尿病手术选择全麻主要有以下两个原因：

1. 不论是减重还是糖尿病手术都是在腹腔镜下进行的。虽然是微创手术，仅需在腹部开几个小孔，但手术过程中为了提供良好的手术视野和操作空间，必须在腹腔内充满二氧化碳气体使腹部膨隆，并达到一定的压力，成人一般为 12 ～ 15 mmHg。气腹会使膈肌上抬、肺底部肺段受压萎陷、肺顺应性降低、气道压增高，同时血液里的二氧化碳水平升高。如果采用半身麻醉让患者保留自主呼吸，患者会感到腹胀不适、呼吸费力甚至困难、通气不足导致低氧和高碳酸血症，因此需要机械通气支持。其次，气腹也会引起下腔静脉受压，回心血量减少；腹膜伸展，迷走神经亢进，对心肌收缩力及心脏传导系统均有负性作用，从而在手术中出现低血压，此时如果患者处在清醒状态下，会感到明显不适。因此，为了患者的舒适和安全，全身麻醉是最合适的选择。

2. 对于肥胖患者而言，区域麻醉的失败率较高。绝大部分需要手术的患者都有不同程度的肥胖，肥胖使硬膜外或者蛛网膜下隙阻滞等区域麻醉的操作难度大大增加，操作失败率明显升高，而区域麻醉本身为这类患者带来的益处并非特别显著。因此权衡利弊，全身麻醉是更合适的选择。

有的患者会担心全身麻醉以后影响智力和记忆力，其实这种担心大可不必。全身麻醉中使用的都是中短效药物，只需几小时至几天就能完全从身体中清除。只要在手术过程中没有发生过明确的脑缺氧缺血，全身麻醉对成人的智力和记忆力是没有影响的。

二、麻醉的风险及如何规避

1. 困难气道

肥胖患者在全身麻醉过程中遇到的严重气道问题明显多于非肥胖患者。在严重肥胖患者中，发生困难气道的风险是普通患者的 4 倍，此类患者的面罩通气和气管插管对麻醉医师是一项挑战。一旦发生未预计到的困难通气和困难插管，后果往往是灾难性的。对困难气道的预判很重要，有经验的麻醉医师在术前访视患者时，会根据患者的张口度、咽部马氏（Mallampati）分级和甲颏距等指标预测困难气道的发生，并在麻醉前做好充分的准备如预给氧、选择合适大小和形状的面罩以及插管工具、仔细摆放插管时的体位（嗅花位）等。目前对于困难气道也有许多通气和插管工具及操作流程来进行处置，包括可视喉镜（视可尼），光棒，纤维支气管镜，喉罩和环甲膜切开等。

2. 呼吸系统并发症

肥胖对呼吸系统的影响与肥胖的严重程度呈正相关。肥胖可引起潮气量下降、功能残气量降低、胸壁和肺顺应性降低、气道阻力增加和氧消耗增加，再加上手术创伤和术后疼痛引起的呼吸功能损失，容易导致术中和术后的呼吸功能不全，主要表现为低氧血症和高碳酸血症。术中发生低氧血症和高碳酸血症的主要原因，包括机械通气和人工气腹造成的肺底部肺泡萎陷、通气血流比例失调、通气量不足和气腹中的二氧化碳吸收入血，可以通过选择合适的通气方式、合理地设置通气参数、多次行肺复张手法和外源性呼气末正压（PEEP）来纠正和治疗。术前就存在阻塞性睡眠呼吸暂停（obstructive sleep apnea，OSA）和病态低通气综合征（obesity hypoventilation syndrome，OHS）的患者，术后呼吸功能不全的发生率更高，这类患者应在术前就进行辨识和评估，通过氧疗、呼吸肌锻炼、持续正压通气（CPAP）和无创机械通气（NIV）进行治疗后再选择手术时机。手术后也要密切观察，必要时给予呼吸支持（CPAP 或 NIV）治疗。

3. 心血管系统并发症

肥胖和糖尿病患者往往伴随着心血管系统功能的改变，常见的合并症有以下几种：

（1）冠心病：肥胖和糖尿病都是代谢性疾病，伴随着冠状动脉收缩、斑块形成及冠状动脉的自主调节功能抑制，导致心肌血流和心肌氧供储备减少，在运动和应激状态下容易发生心肌缺血。

（2）心室肥大：肥胖引起体内血管紧张素 II 和肾素血管紧张素醛固酮（RAAS）系统激活，引起代谢需求增加和血压升高，心脏则通过增加心排量和作功来满足高代谢和高血压。在高胰岛素和瘦素的共同作用下，长此以往引起心室肌重构、心室肥大和心室收缩功能障碍。

（3）房颤：肥胖是房颤发生的独立影响因子。50% 重度肥胖患者伴有左房增大，而且左心房增大的程度与肥胖程度正相关，增大的左房增加了房颤的发生率。此外，心脏表面覆盖的大量脂肪组织也是引起房性心律失常的重要原因之一，这与覆盖在血管表面的脂肪引起的前炎症反应有关。糖尿病本身也会增加房颤发生的风险。

（4）心力衰竭：肥胖程度越重、持续时间越长，发生心力衰竭的可能性越大。肥胖状态下，心室肥大、心肌纤维化、脂肪毒性、异常钙超载、容量负荷过度及心肌凋亡都会引起肥胖相关心肌病，心脏的收缩和舒张功能都会受损，最终导致心力衰竭。

麻醉医师在访视患者过程中，可根据患者平时的日常活动情况来评价心功能和心肌缺血严重程度。但在重度肥胖患者中，活动能力受体重和关节疾病的限制，无法完成普通的心功能评价，如爬楼试验、心肺联合运动试验。固定自行车试验、超声心动图和多巴胺负荷下超声心动图是更合适的选择。血中脑钠尿肽（brain natriuretic peptide，BNP）、NT-proBNP 与症状、体征结合也可以帮助判断患者是否存在心力衰竭的情况。麻醉医师术前可以在内科医师的帮助下，通过药物治疗如 β 受体阻滞剂、他汀类降脂药和盐皮质激素受体拮抗剂等来优化心功能，选择合适的手术时机。术中应维持循环稳定、保持心肌氧供需平衡、减少心脏作功、治疗严重心律失常，术后给予有效镇痛，以减少围术期的心脏不良事件。

4. 下肢深静脉血栓形成（DVT）

与开腹手术相比，腹腔镜手术更易形成下肢深静脉血栓。主要原因包括以下三点：①人工气腹、头高脚低体位和全身麻醉可导致周围静脉扩张，血流减慢。下肢肌肉收缩功能丧失，加重了下肢的血液瘀滞；②气腹和腹腔内操作导致静脉内壁损伤；③肥胖患者本身的高脂血症、高血糖和手术创伤引起的血小板黏附能力增强导致的血液高凝状态。

虽然半数以上的 DVT 患者无自觉症状和明显体征，但严重者可表现为患肢肿胀、周径增粗、疼痛、压痛及皮肤色素沉着，影响患者的生活和工作。一旦血栓在术中或术后脱落，可引起肺栓塞，造成极为严重的后果，甚至引起死亡。

手术引起的 DVT 重在预防，这也是麻醉医师的工作范畴之一。术中患者体位的调整、采用下肢间断充气式抗栓泵、穿弹力长袜、术中给予深肌松并督促外科医师尽量降低人工气腹压力，减少人工气腹和手术时间是预防术中 DVT 的有效措施。

三、术后镇痛

手术会引起疼痛，术后疼痛控制不佳会从多个方面影响患者的恢复：疼痛会进一步降低患者的功能残气量、增加气道阻力和胸壁顺应性，造成术后低氧血症和低通气；疼痛会限制患者术后早期活动，肺部感染和下肢深静脉血栓形成的风险明显增加；疼痛会兴奋交感神经，增加心脏作功和心肌氧耗，心脏不良事件发生率升高。

但镇痛镇静过度又会造成患者呼吸遗忘、加重上呼吸道梗阻、呼吸频率减慢、低氧和低通气，这些情况同样不利于患者术后的平稳恢复。基于减重和糖尿病手术患者术后镇痛的矛盾性，选择的策略为：

1. 多模式镇痛：目的是尽量减少阿片类药物的用量。可采用多种静脉镇痛药物的联合使用，如对乙酰氨基酚、非甾体消炎药、α_2受体激动剂（可乐定，右美托咪定）复合最少有效剂量的阿片类药物；也可采用静脉镇痛复合腹部小切口局麻药局部浸润的镇痛方式。

2. 患者自控静脉镇痛（PCA）：在镇痛泵的设置上要避免设置背景剂量，调整锁定时间到安全范围，仅在患者感觉到疼痛时通过自控来调整输注静脉镇痛药的剂量和次数，做到按需镇痛，从而最大程度上避免过度镇静和呼吸抑制，同时又能满足镇痛的需求。

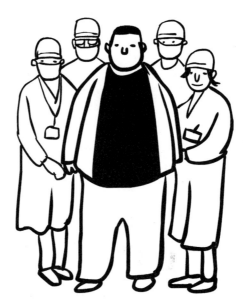

（周　荻　仓　静　薛张纲）

第二节 肥胖和糖尿病手术的围术期管理

一、引 言

肥胖定义为体重指数（body mass index，BMI）$\geqslant 27.5 \text{ kg/m}^2$（表 4-1），是当今最常见的健康问题之一，我国肥胖患者比例也在逐年增加。对于重度肥胖患者而言，药物和行为治疗缺乏安全性和有效性的临床研究，现有研究显示手术治疗是维持长期体重稳定、改善伴发疾病和生活质量的有效手段。

表 4-1 体重指数和体重分级

体重指数（kg/m^2）	体重分级
$18.5 \sim 24.9$	正常
$25 \sim 27.5$	超重
$27.5 \sim 30$	I 级（轻度）肥胖
$30 \sim 35$	II 级（中度）肥胖
$\geqslant 35$	III 级（重度）肥胖

国内外指南普遍认为，对于年龄 > 16 岁的患者，如果 BMI > 32.5 kg/m^2 或 BMI 在 $27.5 \sim 32.5 \text{ kg/m}^2$ 之间同时存在严重的合并症（如：2 型糖尿病或其他代谢紊乱、心肺疾病、严重关节疾病和肥胖相关的严重精神障碍等），均应考虑手术治疗。

肥胖患者不仅手术并发症较多，使围术期风险增加，而且还是许多术后并发症的独立危险因素。术后第一年，至少要进行 3 次门诊随访，以掌握患者体重减轻及伴发疾病的情况，是否有手术并发症发生，有无营养物质、维生素和矿物质的缺乏，以便根据需要做相应的检查并及时调整治疗方案。如有需要，还应进行必要的心理辅导。

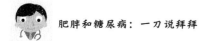

二、肥胖相关病理生理改变

心血管系统

1. 高血压

高血压是肥胖人群最常见的并发症，与超重或肥胖相关的健康问题，血压值的高低与 BMI 密切相关。术前 7 天 β-受体阻滞剂可降低心血管缺血事件及住院期间死亡风险。美国心脏协会推荐：术前应依据血压及心率来决定 β- 阻滞剂的使用剂量。虽然围术期使用 β- 受体阻滞剂存在争议，特别是在低风险心血意外患者，但肥胖且伴有高风险心血管意外患者应考虑使用。

2. 心力衰竭

过多的脂肪及负重肌肉增加了机体代谢需求，造成循环血容量和心输出量相应增加。循环血容量的增加使室壁张力升高，最终导致左心室增大，合并高血压及左心室肥厚。长此以往会导致左心室功能减退，与慢性低氧血症及二氧化碳潴留同时存在时，可导致肺动脉高压和右心室心功能衰竭。

3. 冠状动脉疾病

肥胖患者代谢紊乱，包括：高血压、高胆固醇以及 2 型糖尿病等，都是发生动脉粥样硬化的危险因素。

4. 心律失常

以上心脏器质性病变，循环血中儿茶酚胺增加以及慢性低氧血症、二氧化碳潴留均使肥胖患者易出现心律失常及心源性猝死。

呼吸系统

1. 呼吸力学改变

肥胖患者呼吸系统顺应性降低。胸壁增厚以及腹部脂肪堆积，肺容积减少，尤其是功能残气量（FRC）降低，可造成肺顺应性下降。腹部肥胖限制膈肌下降，仰卧位时更加明显。

2. 气体交换

因机体代谢需求增加，氧耗和二氧化碳量均增加，需要更高的分钟通气量及呼吸作功来维持，肥胖患者通气血流变失调、肺内分流以及上腹部手术影响，导致围术期呼吸功能不全。

3. 阻塞性睡眠呼吸暂停（obstructive sleep apnea，OSA）和肥胖低通气综合征（obesity-hypoventilation syndrome，OHS）

长期低氧血症和高碳酸血症能导致肺动脉高压及右心室功能衰竭，影响术后并发症。STOP BANG 测试（如表 4-2）可评估预测患者术后是否需要吸氧、持续气道正压通气。

表 4-2　STOP BANG 测试表

STOP		
S（snore，打鼾）	你被告知过会打鼾吗？	是 / 否
T（tired，疲劳）	白天的时候你会常觉得疲劳吗？	是 / 否
O（obstruction，阻塞）	你知道在睡觉的时候你会呼吸暂停或者有人见过你呼吸暂停？	是 / 否
P（pressure，压力）	你有高血压或者需要服药控制高血压吗？	是 / 否
BANG		
B（BMI，体重指数）	你的体重指数超过 28 吗？	是 / 否
A（age，年龄）	你年龄超过 50 岁吗？	是 / 否
N（neck，颈部）	你颈围超过 43 cm（男性）或者 40.5 cm（女性）吗？	是 / 否
G（gender，性别）	你是男性吗？	是 / 否

STOP BANG 表格的问题中，回答越多"是"，存在中、重度睡眠呼吸暂停的风险越高

内分泌

肥胖与高血糖、胰岛素抵抗和高胰岛素血症密切相关，从而导

致 2 型糖尿病。血糖控制的重要性已得到充分认识。2010 年美国糖尿病协会增加糖化血红蛋白（HbA1c）> 6.5% 为诊断糖尿病标准之一。血糖控制与术后感染有着密切关系。研究发现两次或以上血糖 ≥ 200 mg/dL 是术后 30 天感染的独立危险因素，包括在非糖尿病患者中。理想术前状态控制 HbA1c < 7%，减少感染并发症。

代谢综合征：典型特征是腹型肥胖、高血压、血脂异常、高血糖和（或）空腹血糖升高，符合 3 条即可诊断。代谢综合征的发病率随腰围及 BMI 增加相应升高。美国外科医师学会回顾性分析了 20 845 例非心脏手术代谢综合征（mMetS）患者显示，mMetS 增加术后 30 天内死亡率、恶性心血管事件、肺部并发症、急性肾损伤、脑卒中、伤口并发症、败血症风险。此外，mMetS 患者随着肥胖等级恶化术后疗效。代谢综合征也是增加住院时间、非常规出院、增加费用、腰椎融合与髋膝关节置换术后并发症的独立危险因素。

血液系统

肥胖可引起高凝状态及纤溶异常，内脏脂肪堆积造成腔静脉受压与活动受限导致静脉曲张和血流淤滞，使得肥胖患者深静脉血栓形成（DVT）和血栓栓塞风险增加。

其他：

消化系统　肥胖患者胃容积及胃食管返流增加，脂质和胆固醇代谢异常可导致肝脏功能异常和胆石症。

泌尿系统　高循环血容量及心输出量增加与肥胖的其他并发症，如：高血压、2 型糖尿病可导致慢性肾功能不全以及肾功能衰竭。

心理行为　肥胖患者容易出现抑郁和自卑，需要积极心理干预和治疗。

皮肤　肥胖患者常有压疮及皮肤褶皱处细菌、真菌感染。

三、肥胖患者术前评估

一般术前检查

血液分析、电解质、肝肾功能、血糖、心电图、胸片、肺功能等，若出现任何心力衰竭征象需完善心脏彩超。具体评估项目见表 4-3。

表 4-3　肥胖患者术前检查

仔细询问病史

　　肥胖相关性并发疾病 *，肥胖病因 *，BMI*，胸围、腰围 *、臀围，体重 *

　　常规实验室检查 *（空腹血糖，血脂，肾功能，肝功能，血清离子，尿常规，凝血酶原时间或国际标准化比值（INR），血常规 + 血型）

　　测定微量营养素、血清铁 *、维生素 B_{12}、叶酸，对于有营养吸收不良症状或风险的患者可考虑检测更多的维生素与微量元素水平

　　评估患者心肺功能，睡眠呼吸暂停实验 *，心电图（ECG）*，数字 X 线成像（DR）*，有心脏疾病或怀疑肺动脉高压可以行心脏超声，如临床有症状提示，可行深静脉血栓形成（DVT）危险因素评估

　　内镜检查 *，高发病地区行幽门螺旋杆菌筛查，肝胆脾彩色超声，骨密度测定，怀疑胃食管反流可行上消化道钡餐造影、食管测压、24 h 动态胃酸监测或消化道动力测定

　　内分泌评估，检测糖化血红蛋白（HbAlc）*，口服葡萄糖耐量实验（OGTT）*，C 肽 *，胰岛功能 *，糖尿病自身抗体系列 *，甲状腺功能系列 *，性激素 *，皮质醇 *

　　临床营养评估与咨询 *，如需要，术前纠正营养素缺乏，并教育病人如何适应术后进食方式及补充营养素

　　社会心理评估 *，对患者意愿、期望值及依从性进行正确评估

　　选定手术方式 *

　　充分告知手术风险和收益 *

　　手术同意书 *

　　相关费用说明 *

　　术前保守治疗控制体重

　　优化血糖控制 *

　　妊娠咨询 *

　　停止吸烟 *

　　癌症筛查

注：* 为必查项目

特殊评估需求

应由多学科团队（multidisciplinary team，MDT）进行，以减重外科医师、护理人员、营养学家和精神心理医师为核心成员，同时根据患者具体情况邀请内分泌科、呼吸内科、心内科、麻醉科和重症医学科医师等专科医师联合会诊，目的在于：（1）明确手术指征及风险评估；（2）术前合理控制血糖和体重，以降低手术难度和风险；（3）治疗并控制其他合并疾病，提高手术治疗效果；（4）制定术后随访计划。

1. 心理评估

减重手术前心理学评估目的：确定接受减重手术患者，是否愿意通过必要的生活方式改变来持续控制体重；此外用于明确患者是否存在 Axis I 或 II 型精神障碍（如：双相情感障碍、抑郁症、反社会人格障碍），通过合理的治疗减少对减重手术的影响。美国减重外科协会建议术前进行以下精神心理学评估：

（1）行为学——评估患者对食物的态度，以及某种特定环境和（或）行为刺激能引起患者食欲的程度：

a）既往的减肥尝试及效果　了解患者尝试的各种节食和（或）运动减肥的方法；获取患者体重下降或上升情况与饮食习惯和生活方式之间的联系，将有助于术后患者体重控制。

b）食物种类和饮食习惯　了解患者过度饮食、暴饮暴食、夜间饮食和压力相关进食等不良的饮食方式。

c）运动计划及情况　评估患者在术后恢复中，对运动计划的配合程度；鼓励患者术前就开始锻炼。

d）药物滥用　过去和现在用药情况。

e）健康相关的其他行为　吸烟、情绪相关进食，对药物治疗肥胖合并症的依从性等。

（2）认知 / 情感——接受减重手术患者需要了解整个治疗的过程及风险，并且要明确生活行为改变才是体重控制的关键。解决现有的问题，例如训练患者的应对技巧，辅导其减少不良行为，全面告知患者手术的风险和获益，更需要使其了解过度肥胖将带来的风险。认知能力评估包括：

a）认知功能。

b）知识获取包括病态肥胖、外科干预措施和合理的营养支持。

c）应对技巧，情绪调节。

d）精神疾病。

（3）目前生活状况——研究表明，由生活应激引起的混乱的生活方式，与平衡的饮食和规律的运动呈负相关。应激不是减肥手术的禁忌证，但没有合理的认识到或适当的治疗，这样的情况则可能导致术后体重反弹和（或）心理疾病。

a）应激，例如家庭中与配偶或子女不和、失业或者爱人的去世，都应该进行评估和寻求帮助和调整。

b）能合理地利用社会支持，将更快的恢复并且能有效地减轻体重。

（4）动机——了解患者接受减重手术的动机，比如健康获益或个人生活质量的改善，可以帮助指导术后管理。

（5）期望值——应该评估患者在心理，情感和生活方式的期望，以确定它们是否可以实现；以及患者术后是否能积极持续地遵循指导来改善健康情况。许多肥胖患者可能过于理想化了减重手术的效果，而忽略生活方式的改变才是达到减轻体重目标的必要手段。因此，术前的咨询和辅导，应加强这方面的教育。

（6）医学检查——完善的病史和体格检查，以及合并疾病评估，如：高血压，糖尿病，阻塞性睡眠呼吸暂停/肥胖低通气综合征（OSA/OHS），营养不良，限制性肺疾病等。多数患者有未诊断的肥胖相关疾病，一项 882 例病态肥胖患者的回顾分析发现，术前筛查确诊了 119 例（25.5%）之前未诊断的 OSA 患者。

此外，患者术前需进行营养状况评估，特别是微量元素。一项 115 例病态肥胖女性的回顾性研究发现，前白蛋白、白蛋白和铁蛋白降低比例为 21.7%、6.1% 和 5.2%，没有发现维生素 A、维生素 E 或维生素 K 的缺乏，但 26% 存在严重维生素 D 缺乏，并且 22.6% 患者存在甲状旁腺激素水平正常的继发性甲状旁腺功能亢进。

根据病史和体格检查，术前评估应包括：

a）OSA 患者，需完善肺功能检查。

b）心功能不全或有心脏疾病危险的患者，术前要进行心血管风险评估，应详细了解患者的运动耐量及对体位改变的适应能力。根据心电图、胸片检查，如有异常发现，结合患者既往病史必要时进一步完善检查，如：动态心电图、超声心动图、心导管检查。

c）消化道溃疡病史，幽门螺杆菌感染或食管裂孔疝患者，我们通常行食管、胃、十二指肠镜检查，排除活动性疾病。

d）使用减肥药物（如氟苯丙胺），可能会导致心脏瓣膜疾病，术前应完善超声心动图检查。

e）体检发现肝脏肿大，怀疑非酒精性脂肪肝的患者，行肝功能、肝脏超声或计算机体层摄影（CT）检查，必要时行肝活检评估肝硬化程度。

f）由于长期高血压或糖尿病引起肾功能不全的患者，除了血、尿尿素氮和肌酐检查，我们建议伴有 2 型糖尿病患者，术前 8 h 内完善 Hgb A1 c 检查。

g）所有接受手术治疗的肥胖患者，术前均应排除颈椎骨关节炎，以免影响术中体位摆放。

h）高凝状态或既往静脉血栓栓塞事件患者，术前应请血液科 / 肿瘤科会诊，确定围术期静脉血栓预防的风险和方案。

（7）麻醉风险评估——应注意呼吸道通畅程度，检查与麻醉和手术有关的上呼吸道梗阻、气道暴露困难及睡眠时有无气道阻塞的症状（经常性的夜间打鼾，有无呼吸暂停等），这些现象提示患者在意识模糊或麻醉诱导时，可能发生机械性气道梗阻或难以处理的气道暴露困难。

因此肥胖患者体检时，应检查头后仰、枕寰活动、颞颌关节活动度是否受限，张口度（正常＞ 3 横指）及下颏尖到甲状软骨的距离（正常＞ 3 ～ 4 横指），还应仔细检查患者口内和咽部的软组织皱褶。此外，Mallampati 分类法（主要依据悬雍垂的可视情况而定）亦可帮助医师判断麻醉插管时会厌暴露的困难程度。预计面罩通气与插管困难包括：颈部活动受限、Mallampati 分级 III 或 IV、下颌前突有限、张口度＜ 3 cm 和甲颏距离＜ 6 cm。此类患者需请麻醉科及重症医学科专家会诊。

四、术后治疗管理

1. 气道管理

肥胖患者 Mallampati 评分高及颈围大常提示喉镜下气管插管困难。肥胖及 BMI 本身并不提示插管困难，但软组织过多造成面罩通气困难，可在患者肩部垫一软垫，使患者头、颈、肩向下倾斜，这样可在插管时能够更好地暴露声门。由于存在困难气道，术后气管拔管需谨慎，如氧合不能维持可选择快速顺序诱导甚至清醒插管。

气管拔管指征：有阻塞性睡眠呼吸暂停（OSA）和肥胖低通气综合征（OHS）肥胖病人，术后当天应预呼吸机辅助通气，以防低氧血症，其他患者也应严格掌握气管拔管指征，包括：①患者完全清醒；②肌松药及阿片类药残余作用已完全消失；③吸入 40% 氧 时，pH 为 7.35 ～ 7.45，$PaO_2 > 10.7$ kPa（80 mmHg）或 $SpO_2 > 96\%$，$PaCO_2 < 6.7$ kPa（50 mmHg）；④呼吸机显示的最大吸气力至少达 25 ～ 30 cmH_2O，潮气量 > 5 ml/kg；⑤循环功能稳定。

2. 呼吸功能衰竭

肥胖患者术后肺部并发症的风险增加 2 倍，如出现呼吸功能衰竭需根据患者具体情况，选用呼吸支持方式。

（1）机械通气

应根据患者理想体重设置潮气量，避免呼吸机相关肺损伤，然后根据合理的吸气压力限制（注意患者胸壁顺应性降低）和 $PaCO_2$ 调整潮气量；应用呼气末正压（PEEP）防止气道陷闭、肺不张以及肺内分流；但注意 OHS 及肺动脉高压合并右心室功能不全患者，机械通气造成胸腔内肺血管阻力升高可引起低血压。

（2）无创通气（NIV）

NIV 用于胃旁路术后患者是安全的，使用过程中监测血气分析，如无改善应行气管插管；鼓励 OSA/OHS 患者使用家用气道正压通气（CPAP）或双道正压通气（BiPAP）呼吸机，改善通气；有报道术后早期持续气道正压通气（CPAP）可降低术后发生肺不张和肺炎风险。

（3）气管切开

对于气管插管或脱机可能非常困难的肥胖患者，应考虑早期行气管切开，注意气管前组织严重增加及解剖变异，可使用带调节尾翼的气管切开套管（如 Rusch，Bivona）；减重中心采用纤维支气管镜引导下经皮扩张微创气管切开术，对于肥胖患者安全可行，减少相关并发症。

3. 血流动力学监测

肥胖的危重病患者术后需进行有创血流动力学监测，包括：留置动脉导管，中心静脉导管；既往存在心血管并发症患者可行超声心动图及 PiCCO 监测。

肥胖患者皮下组织过多可能使解剖学标志难以辨认，故推荐超声引导下建立动静脉通路；避免腹股沟处股动静脉置管。

4. 镇静和镇痛

肥胖患者，尤其是既往合并 OSA/OHS 患者，呼吸驱动力已经减低，应警惕呼吸抑制；阿片类药物应当静脉给药，根据理想体重确定初始剂量，其后根据疗效调整用药剂量；硬膜外镇痛确实有效，但肥胖患者硬膜外置管技术难度很大，且患者很难保持在适宜体位；硬膜外皮下组织很厚，保持合适的硬膜外导管位置非常困难。

如无禁忌证，可应用辅助性镇痛药物，如非甾体消炎药、氯胺酮或右美托咪定。

5. 营养

肥胖患者术后处于代谢应激状况，无法动员自身的脂肪储备，此时靠碳水化合物的糖异生作用提供能量，因此蛋白质分解代谢加速，有蛋白质营养不良的风险。危重患者需要通过肠内或肠外途径进行营养支持，每日提供蛋白质 1.5 ～ 2.0 g/kg 理想体重，热量 20 ～ 30 kcal/kg（1 cal = 4.186 J）理想体重，如有可能，应使用间接量热法测定肥胖患者的能量消耗。近期研究采用低热量、高蛋白营养方案，结果表明可改善肥胖的危重患者预后。

减重术后患者长期体重控制建议包括：每日喝 1 500 ml ～ 2 500 ml 无糖液体；每日运动 30 ～ 60 min；每餐先进食蛋白质（1 g/kg 理想体重）；每日适度饮食 3 ～ 4 餐，餐间进食少量零食；每日补充维生素和矿物质。以上建议根据患者具体情况及体重变化进行调整。

6. 血糖管理

对于合并 2 型糖尿病的肥胖患者，应监测空腹、餐前、餐后 2 h、睡前指尖血糖，给予口服药物或胰岛素，控制血糖 < 10 mmol/L。术后应停止使用胰岛素促泌剂（磺酰脲类和氯茴苯酸类），并调整胰岛素剂量以降低发生低血糖的风险。术后未达到血糖目标的门诊患者可使用改善胰岛素敏感性的抗糖尿病药物（二甲双胍）及肠促胰岛素药物治疗。

如术后 2 型糖尿病缓解，应停止应用抗糖尿病药物；术后血糖控制不良的高血糖患者应由内分泌科医师进行指导。

7. 药物治疗

肥胖患者的药物代谢动力学和药效学资料非常有限，药物剂量难以确定，因此需要根据临床疗效及血药浓度而非体重调整药物剂量。

特殊药物：快速顺序诱导式，应根据实际体重计算琥珀胆碱剂量；万古霉素应根据实际体重确定药物剂量，喹诺酮类及氨基糖苷类抗生素应根据校正后体重计算药物剂量；镇静药在肥胖患者的作用时间较长，如：咪达唑仑、芬太尼；治疗窗很窄的药物如：氨茶碱、氨基糖苷类和地高辛，如根据实际体重计算药物剂量，易出现药物中毒。

8. DVT 的预防

肥胖是静脉栓塞、肺栓塞的独立危险因素，应以预防为主，推荐使用下肢间断加压装置直至患者下床活动；对于高危因素患者（如：严重活动受限或高凝状态患者）围术期推荐采用低分子量肝素；如果存在抗凝禁忌证的高危患者，可考虑放置下腔静脉滤网，但疗效未得到证实。

9. 皮肤

肥胖患者必须全面彻底评价和监测皮肤完整性，皮肤皱褶较深、潮湿容易滋生细菌，常合并真菌感染，应局部清洗干燥，并局部应用抗真菌粉等；较大的开放性伤口可采用真空辅助密闭吸引装置；被动运动对预防皮肤破损及降低 DVT 风险至关重要。

五、预后

与非肥胖患者相比，肥胖患者机械通气和重症监护室（ICU）住院日更长。呼吸功能衰竭、肺炎、泌尿系统感染和压疮是肥胖患者的常见并发症，与 BMI < 25 kg/m^2 相比，BMI > 40.0 kg/m^2 的患者发生并发症的风险增加 2 倍。

肥胖的手术治疗可改善生活质量，显著减少体脂含量（51% 减低至 37%），相对保持瘦体重稳定，并减少肥胖相关并发症。1. 糖尿病：77% 的患者糖尿病得以治愈，86% 的患者病情改善。2. 高脂血症：70% 的患者高脂血症得以治愈或改善。3. 高血压：66% 的患者高血压得以治愈，70% 的患者高血压明显改善。4. OSA：86%

的 OSA 患者得以治愈。同时，研究发现术后短期内患者社会心理状态得到改善，如抑郁症状减少、生活质量改善和自我意识提高等。

肥胖手术治疗最常见的短期并发症均为伤口感染，最常见的远期并发症为吻合口瘘，发生率为 1%～2%；肥胖的手术治疗围术期病死率约 0.5%。

（钟　鸣）

第三节　胃镜在减重手术中的应用

目前应用于临床的减重手术主要是腹腔镜袖状胃切除术和腹腔镜胃旁路术，胃镜在减重手术的术前评估、围术期、术后随访及术后内镜治疗等方面有着不可替代的作用。

胃镜是一种临床常用的医学检查方法，它借助一条纤细、柔软的胃镜伸入患者的胃中，医师得以直接观察食管、胃和十二指肠，了解被检查部位的真实情况，还可通过对可疑病变进行活检，取活组织进行病理学检查，以进一步明确诊断。胃镜检查安全、方便、图像清晰，确诊率高，是上消化道病变的首选检查方法，具有其他检查所无法替代的直接效果。

随着内镜技术的进步，现代胃镜技术不仅仅运用于疾病的诊断，在微创治疗方面作用也越发明显，对消化道出血、息肉、溃疡、消化道狭窄还可以进行多项微创治疗，特别是近年来应用于临床的黏膜下剥离术（Endoscopic Submucosal Dissection，ESD），可对胃肠道早期癌和癌前病变进行微创治疗；隧道内镜技术（Tunnel Endoscopy）可对消化道固有肌层来源的黏膜下肿瘤及贲门失弛缓症进行微创治疗。

普通的胃镜检查过程中，患者往往有剧烈恶心、呕吐及腹痛等反应，强烈的不适往往给患者带来不良的体验，许多患者一听到胃镜检查就恐惧甚至拒绝检查，这种情况常常使部分患者的病情得不到及时诊断而延误治疗，造成终生遗憾。无痛胃镜的应用，很好地解决了这个问题。相对于一般的普通胃镜检查而言，无痛胃镜最大的优点是患者没有痛苦，在胃镜检查前，先由麻醉医师对患者实施麻醉，患者处于入睡状态，在检查过程中无恶心、呕吐及腹痛等，免除了患者对胃镜检查的不良体验。

一、术前评估

肥胖患者在接受减重手术前，应常规进行胃镜检查，其目的是了解患者胃肠道的一般情况，明确患者有无减重手术的禁忌证，胃镜可以观察患者的胃腔有无扩张，有无严重的胃炎、溃疡，甚至恶性肿瘤。对于较严重的糜烂性胃炎，胃十二指肠消化性溃疡等良性疾病，须进行规范的内科治疗后复查胃镜，确认炎症消退或溃疡完全愈合方可再进行减重手术。对于怀疑恶性病变的，应取病灶活组织进行病理学检查以确认，如病理证实为恶性肿瘤，则应进行相应的肿瘤根治手术，而不再考虑减重手术。此外，术前胃镜检查还有助于判断患者胃腔形态、胃容量大小，有助于术者预先设计减重手术方案。

二、术中评估

减重手术中一般常规进行术中胃镜。在袖状胃切除手术过程中，在切除部分胃之间，先进行胃镜检查，胃镜须通过幽门进入十二指肠降部，对于手术医师来说，胃镜起到了指示作用，医师沿胃镜的长轴进行切除，一方面可避免损伤贲门和幽门；另一方面可避免残留胃腔过大或过小，影响手术疗效。手术完成后对残胃的观察，有助了解残余胃腔大小，吻合部位有无影响贲门及幽门的生理功能，有无吻合口出血及吻合口漏。术中胃镜如有异常发现，可在术中及时补救，如发现残余胃腔过大，需追加切除部分胃腔，以缩小胃腔，保证减重手术的疗效；如发现吻合口有活动性出血，可及时进行干预；此外，胃镜下对残胃腔进行注气还有助于术者发现有无吻合口漏，如发现及时修补可避免术后严重的并发症。在转流手术中，术中胃镜可帮助评估胃空肠吻合口是否通畅、有无出血等。

术中胃镜的操作需非常谨慎、仔细，避免暴力操作，以免损伤吻合口，同时应避免过度充气，以免小肠扩张而影响术者腹腔镜下的手术视野。

三、术后胃镜

胃镜检查并不作为患者减重手术后的常规检查。而对于有早期或晚期并发症的患者，术后胃镜在诊断和治疗方面有重大意义。

对于减重手术的早期并发症如吻合口出血、吻合口漏一般在术后一周内发生，急诊胃镜对于这类并发症的诊断和处理有重要价值。患者术后吻合口迟发性出血一般发生于术后 3 天以内，表现为反复呕血或胃肠减压内吸出大量新鲜血，一旦发生应立即进行急诊胃镜检查，明确出血原因及部位，并进行相应的内镜下止血。复旦大学附属中山医院内镜下止血的成功率大于 95%，可有效地挽救患者的生命，同时避免二次手术的创伤。如术后早期患者出现高热、腹痛、引流管引流出消化液，应高度怀疑吻合漏的可能，胃镜检查有助于明确漏口的部位，并可尝试进行内镜下漏口修补术，还可放置空肠营养管，尽早进行肠内营养，改善患者的营养状况，促进漏口的早日愈合。

对于术后数月内出现渐进性的进食后呕吐的，应考虑术后吻合口有瘢痕性狭窄可能，胃镜检查可了解吻合口大小及胃动力情况，如明确为吻合口瘢痕性狭窄，则可行胃镜下水囊扩张术或瘢痕环切开术，手术疗效确切，可避免患者二次手术的创伤。

（朱博群　陈巍峰　周平红）

第四节　减重手术后的饮食指导

无论实施哪种减重手术，均离不开术后合理的饮食控制。营养治疗是保证手术治疗效果、避免术后远期并发症、改善患者术后各种不适的重要环节，其目的是形成新的饮食习惯来促进并维持糖代谢的改善，同时又能补充必需的营养，避免出现营养不良。

营养不良和维生素、微量元素缺乏是任何一种减重手术后都可能发生的并发症，建议减重手术的患者术后应由营养师指导饮食并在营养门诊终生随访。

一、手术后早期（术后1～3个月内）

1. 饮食过渡阶段（术后第一周）：术后24 h内一般应禁

食或尝试少量饮水。待胃肠蠕动恢复、胃排空正常后开始清流质饮食，进食进水均应保持缓慢持续，小口啜饮。容量一般为1 000～2 000 ml/d，能量可达到2 093 kJ（500 kcal/d）。经过1～2 d清流食适应期即可摄取流质饮食。

2. 术后流质饮食：采用"循序渐进、少量多餐"的原则，供应的食物应该细软、清淡、体积小、次数多、易消化。流质饮食每日可吃5～6餐，如蛋羹、蛋汤、白米粥和各种去油肉汤汤面，并可选择适宜配方的肠内营养制剂。每餐可由40 ml量逐渐增加至100～200 ml，再逐渐加量至能够耐受量，食物内容增加如稠粥、肉末粥类、小面片、细面条、炖蛋等。尽量做到糊状、不稀不干。再进一步可增加面包，饼干，以及煮软的鱼、虾、鸡、豆腐、豆腐脑，少纤维的嫩菜叶、软瓜茄类，蒸煮的水果。患者恢复阶段，除油炸食品和含糖高的食物外均可食用。

3. 千万不要暴饮暴食：减重手术的患者这一时期要格外注意，吃东西要循序渐进、少量多餐，一次不能吃太多，最好是7分饱，避免有"撑"的感觉。一般来说，胃的伤口在术后7～14 d虽然已基本愈合，但还没完全长牢，暴食后可能会引起伤口破裂。当到了术后1个月时，胃的伤口已经完全长牢了，此时吃东西一般不会引起胃破裂，当然有些特殊疾病的患者，伤口长牢的时间可能要更长，比如说口服激素的患者。

4. 预防"倾倒综合征"：随着患者恢复，一次进食较大量和较多种类的食物后，可于饭后10～15 min出现腹部痉挛、胀满感、伴有脉搏增快、出冷汗、眩晕等，随后是频繁恶心、呕吐。这主要是由于未消化的胃内食物快速地"倾倒"到小肠而引起。因吃饭引起的这些不良反应，增加了患者的焦虑感，患者越吃越少，易出现体重丢失和营养不良。为预防这种"倾倒综合征"，应注意以下几点：

（1）慢慢吃饭，细嚼慢咽，充分咀嚼（每口食物可咀嚼 12 次再下咽）。少量多餐。一旦感觉到腹胀，就应该停止进食。

（2）吃饭的时候不要喝汤和饮料。餐后 30 min 才能喝水和饮料。

（3）限制单糖类食物，如糖果、冷饮、含糖的甜点心、糕点和含糖饮料等。

（4）进餐后休息 10 ～ 20 min，不可马上工作，更忌马上运动。

（5）预防"餐后低血糖"：注意饮食调节，少量多餐，出现餐后乏力、心悸、出汗、颤抖时可少量进食饼干、牛奶、坚果等食物。

二、手术后维持期（术后 3 个月至终身）

1. 减重手术后饮食原则：仍应严格遵守少食多餐、营养均衡的原则。如果患者出现疲劳、乏力、肌肉减少，心悸、抑郁、抽筋、骨痛、夜盲等都有可能是因为营养物质缺乏引起，应及时就诊。

2. 避免减重过快：手术后减重适宜速度为 0.5 ～ 1.0 kg/ 周，即每月减轻 2 ～ 4 kg 体重。术后体重下降过快或者不足都应门诊随访，并咨询营养师。

3. 适当放宽饮食限制：手术后如果血糖恢复正常，可适当放宽原来的糖尿病饮食限制，特别是食物种类的限制，如增加水果。食物种类多样化更有助于营养均衡。

4. 坚持低脂低糖清淡饮食：虽然减重手术可以使体重大幅度下降，但如果不控制饮食，血糖和体重仍难控制。即使手术后血糖恢复正常的患者也不能任意进食，仍要限制高热量、高脂肪、高糖食物的摄入。

5. 保证足够的优质蛋白质：蛋白质营养不良是减重手术最常见的并发症。应保证每天一个鸡蛋、一杯牛奶、100 g 肉禽鱼、100 g 豆制品的摄入。

6. 细嚼慢咽、缓慢进食：每餐时间 20 ～ 30 min。避免过于坚硬或大块的食物。

7. 增加钙和维生素 D 的摄入：手术易导致钙和维生素 D 摄入不足，进一步可导致骨质疏松风险增加。含钙丰富的食品如牛奶、酸奶、奶酪、芝麻酱、虾皮等。维生素 D 通过日常食物较难补充，建议通过膳食补充剂补充。

8. 防治营养性贫血：手术后如出现营养性贫血，应适当增加铁的摄入（动物肝脏、动物血、红肉、铁强化酱油）；增加叶酸的摄入（动物肝脏、深绿叶蔬菜、麦胚、酵母、发酵制品如腐乳、豆豉等、菜花、西兰花）；增加维生素 B_{12} 的摄入（各种动物性食物）。

9. 防治胆结石：减重手术后，如果体重下降过快容易导致胆结石形成。需严格控制食用动物脑、动物内脏、蛋黄、咸鸭蛋、松花蛋、鱿鱼、沙丁鱼、鱼籽、蟹黄等含胆固醇较高的食物，以及肥肉、猪油等高脂肪食物。

10. 保证每日足量饮水，避免含糖饮料：每天饮水 1 200 ～ 1 500 ml（约 6 ～ 8 杯）。饮水以白开水、淡茶为好。浓咖啡、浓茶、含糖饮料要少喝。

11. 根据指导补充维生素和矿物质：减重手术易导致维生素和矿物质的吸收利用受影响，患者易缺乏的营养素有铁、叶酸、维生素 B_{12}、钙和维生素 D，应在营养师的指导下补充维生素和矿物质。

12. 坚持运动：每天仍需坚持适量运动，建立科学规律的生活作息方式。建议每天进行 30 ～ 60 min 中等强度的体育锻炼，如快走、慢跑、跳舞等。

（高　键）

第五节　减重手术后的整形治疗

减重手术后，很多患者的体重都会有大幅度的下降，如果特别肥胖、减重超过 50 kg 以上或年龄较大的人，很有可能碰到继发的皮肤过剩和肌肉软组织松弛带来的困扰，从而产生生理和心理上不完美的感觉。这时可以寻求整形外科的帮助。

这是因为过度肥胖会导致皮下胶原纤维断裂，皮肤出现"妊娠纹"样改变；减肥后皮下脂肪组织减少会出现皮肤堆积甚至折叠摩擦，出现湿疹或糜烂；同样，过度肥胖会导致皮下的纤维支撑组织——表浅筋膜系统和腹部的肌肉组织过度拉伸，弹性减弱。

减重手术后的整形外科治疗又称为体型再塑，是一个系统工程，总的来说是切除多余的组织，补充缺失的组织，将下垂移位的组织复位。整形外科医师会根据肥胖患者减重后体重指数水平和综合查体指标，结合身体不同部位的生理特点和减重后出现的具体情况，针对每个患者制订个性化的整形方案，以期达到最好的效果。

当然，体型再塑手术的术前评估是十分重要的，包括相关疾病史、营养状况、药物使用情况、吸烟史、发生血栓的风险等。尤其是患者的营养状况需要引起足够的重视，因为很多减重以后的患者会出现程度不等的营养不良，比如蛋白质和维生素的缺乏等，对手术的预后有着直接影响，因而有条件的可以请营养科的医师进行评估调整。术前需要和医师进行充分的沟通，制定最适合自己、最安全的整形手术方案。必要时，可以请心理医师参与进行围术期心理状况的评估和调整。

体型再塑手术根据人体的不同部位可以分为以下几种类型：

一、躯干部

1. 腹壁成形术：是体型再塑手术中应用最广泛的一种手术方式。腹壁的松弛包括横向和纵向的松弛，手术通过切除下腹部松弛多余的皮肤和皮下组织，将上腹部的皮瓣向下延展来达到使腹部平坦、组织紧致的目的。手术中需要重新塑造脐孔，并且将松弛的腹壁肌肉同时收紧，如果有腹壁疝的存在也可以一并矫正。该手术可以使腹部的外形改善，同时加强腹壁对内脏的保护作用。手术在下腹部近阴毛处会遗留横行的瘢痕，但是由于位置比较隐蔽，术后甚至不会影响比基尼的穿着。

2. 乳房整形手术：由于乳房内含有较多的脂肪组织，减重后乳房会发生不同程度的下垂和萎缩，尤其是哺乳后的女性。严重的下垂乳头位置甚至可以低于脐孔水平。当然，肥胖的男性减重后也可能会出现乳房的下垂。乳房下垂使乳房下皱襞处很容易出现湿疹、糜烂、破溃等情况，给患者带来很多烦恼。整形外科医师针对患者乳房本身的形态和下垂松弛的程度，可以制订个性化的方案，采用不同的手术方式来再现年轻饱满挺拔的乳房。手术的方式包括乳腺悬吊术、乳房缩小提升术、假体植入隆乳术、自体脂肪移植隆乳术等。

3. 上背部提升术：对于大量减重的患者来说，上背部会出现明显的皮肤软组织松弛下垂，需要手术切除多余的皮肤和皮下脂肪并将剩余的组织提升，切除的范围可以从上背部移植延伸到乳房外侧。但是需要注意的是，上背部的提升手术在时间上要和下背部提升手术错开，不能同时进行。

4. 下背部提升术：减重患者在下背部可能会出现"挂包"样的畸形，这时就需要切除下背部至臀上部多余的皮肤软组织，同时提升臀部。由于减重患者往往伴有臀部体积减小，严重者坐在硬板凳上时会感到疼痛。因此在进行下背部提升手术的时候，可以利用下背部多余的组织向下翻转来填充臀部，起到丰臀的作用，重塑臀部的外形，减轻症状。当然，臀部的组织缺损也可以用自体脂肪游离移植来填充矫正。

二、四肢

1. 上臂提升术：大量减重患者的上臂由于皮肤软组织的松垂会出现"蝴蝶袖"样或"蝙蝠翼"样的畸形，非常影响外观，很多患者夏天不敢穿短袖衣服。通过手术切除多余的上臂皮肤和脂肪组织、提升剩余的组织可以重塑上臂的外形。瘢痕位于腋窝和上臂的内侧，比较隐蔽。

2. 近侧大腿提升术：该手术切口隐藏在腹股沟、大腿内侧根部和臀下皱襞处，但是切除的组织量不宜太多。

3. 远侧大腿提升术：该手术仅仅针对站立时大腿皮肤下垂超过膝盖的患者，手术瘢痕位于大腿内侧。

三、面颈部

1. 面颈部提升术：减重后，面颈部皮肤以及软组织的松弛下垂和老年性的面颈部松弛是基本一致的，因此可以通过面部年轻化的提升手术来进行矫正。面颈部的提升可以分为额部、中面部、下面部以及颈部的提升，可以同时或者分别进行。手术主要通过分别提升深部支撑组织和皮肤皮下组织来达到手术效果，同时也可以结合上下睑松弛矫正等手术来进一步改善面部状况。

2. 面部凹陷充填术：减重后面部出现的一些凹陷会使人看上去更显老，比如颞部（太阳穴）凹陷、额部凹陷、颊部凹陷、法令纹加深、泪沟出现等，这时候可以通过微创注射填充来达到美容效果。填充物可以采用玻尿酸、胶原等产品，也可以使用自体脂肪颗粒。在填充治疗的同时，也可以结合肉毒素除皱、光子嫩肤等微创治疗，加强美容效果。

另外，减重后身体脂肪分布并不均匀，可能有的地方脂肪仍有堆积而有的地方皮下组织缺失过多。我们可以采取脂肪抽吸手术来修整脂肪堆积的部位，而抽出来的脂肪也可以"变废为宝"，制备成游离脂肪颗粒来填充在需要的部位。

体型再塑手术术后的处理也很重要。术后可以酌情使用抗生素；可以进行适当的活动，但限制强体力活动至少 1 个月；手臂、大腿、腹部等部位手术后最好穿着压力衣，对加强手术效果、减少瘢痕增生很有帮助。当然，良好的营养状况是最重要的，蛋白质和维生素摄入应尽量充足，盐和脂肪摄入应减少，另外应该多喝水。

当然，体型再塑手术会有一定的并发症发生，比如伤口愈合不良、血肿、感染等，但是发生的概率很低，经过恰当的处理可以完全恢复。体型再塑手术往往会有比较长的手术切口，但是专业的整形外科医师会尽量把手术切口隐藏在人体比较隐蔽的部位，只要不是严重的瘢痕体质，术后不会遗留非常明显的瘢痕。

体型再塑手术解决了患者减重后的诸多问题，能够提高患者的满意度和自信心，改善患者的生活质量，对长时间维持减重效果也有很大的帮助。

但是，对于已经肥胖得符合减重手术指征的人群，我们也想特别提醒：选择减重手术的最好时机，在年轻时或还不是特别肥胖的时候就采取手术的方式，未雨绸缪，这样在一般情况下，术后可以达到良好的皮肤收紧及恢复，就不需要再做整形塑形手术了。

（冯自豪　亓发芝）

第六节　减重与代谢手术后如何选择运动项目

一、术后早期如何运动

术后早期运动是指住院期间的运动，一般是指术后 1 周，肥胖患者，包括单纯性肥胖症、肥胖型糖尿病及肥胖合并代谢综合征者，血黏度大多数增高，加上手术后血流动力学改变，患者容易血栓形成，所以术后早期活动不但有利于手术患者的恢复，还有利于防止血管内血栓的形成。

病床上运动：上肢运动可以做握拳放松，然后再握拳的动作。下肢运动包括患者平卧，足背前后运动。患者平卧，左右下肢交替抬起。在注意安全的前提下，在家人或护工的保护下，尽早下床活动，可先在床边坐坐，绕床走走，然后再走出房间，走廊上走走。

促进上肢静脉回流的运动：身体面对墙站立，双上肢贴墙上举，右手掌面从左手指端向胳膊方向按压（注意不要来回揉搓），促进血液回流，重复 3 次，双手交换，左手以相同手法按压右手 3 次。每天做 10 次以上。

促进下肢静脉回流运动：双下肢抬高 30 cm，或用双手从一侧下肢趾端向大腿方向按压，促进下肢血液回流，重复 5 次，然后换做另一侧下肢。每天做 10 次以上。

二、术后近期如何运动

术后近期运动是指出院以后到术后 1 个月期间的运动。在介绍该内容之前，我们先了解一下伤口愈合的问题，一般来说伤口在术后 7 ～ 14 天，就可以拆线了，也可以洗澡了，但伤口还没长牢，所以洗澡时，别清洗伤口以防止伤口裂开，此时做了减重手术的患者，也要注意，吃东西要小心，因为胃的伤口也没长牢，暴食后可能会引起胃破裂；伤口在术后 1 个月时，已经完全长牢了，此时洗澡时，清洗伤口是不会裂开的，吃东西也不会引起胃破裂，当然有些特殊疾病的患者，伤口长牢的时间可能要更长，比如说口服激素的患者；伤口在术后 3 个月时，长得最牢，术后时间再长也只有这么牢了，但此时的伤口也只有正常皮肤的 70% 的牢靠度。伤口一般在术后 1 年以后才能稳定，所以 1 年内，如果有不舒服，都是正常的，减重术后 1 年内，腹部有些不适，也是正常的，当然应该到手术医师那里随访，排除其他疾病。术后 1 年以后，还有不舒服的话，可能是因为疤痕增生引起的，如果有胃部不适，应该去医院做胃镜检查，排除溃疡病。

根据上述伤口的愈合情况，我们很容易知道术后近期运动应该如何进行了，该阶段的运动应以步行为主，运动持续的时间，因人而异，一般以短时间，多次运动的方式。

三、术后如何进行控制体重的运动

人人都知道，生命在于运动，运动有益健康。

术后 1 个月以后，根据患者的年龄大小，决定运动的方式和强度。一个人的运动量不是一成不变的，开始锻炼时运动量应小些，持续运动 2～3 周后，身体适应了，可逐渐增加运动量或运动时间。运动后应自我感觉良好，精神饱满。若运动后感到疲劳、肌肉酸痛，几天都恢复不过来，说明运动量过大，应适当减量。一般来说，通过运动来控制或减轻体重，要求每次的运动时间要＞40 min，因为 40 分钟以后，人体就开始消耗体内储备的脂肪，这样就达到控制或减轻体重的目的了。另外，一般来说，不必每天运动，隔日运动就可以，或每周运动 3～5 次，也就是，每周有 3～5 d，每天 40 min 到 1 个小时的运动时间。

有些伴有并发症的患者，如伴有冠心病、肾病、高血压的患者，应该向专科医师咨询，听取医师的建议，并结合健康状况和原有体力活动习惯决定运动形式、运动量和运动时间；在运动中还要特别注意预防意外的跌伤，热天避免出汗过多，冷天避免温差太大。

运动中还要注意逐渐增加运动量，到最大运动量后再恢复到安静状态。先要充分热身，做些伸展活动，深呼吸等，时间在 5～10 min 左右。其次就是运动量的递增，最后是运动后的身体调整（深呼吸、步行 15 min 左右），让心率恢复到安静状态的水平。

四、运动的基本常识有哪些

运动主要分有氧运动和无氧运动两种。有氧运动是指人在体内充分供氧的情况下进行的体育锻炼，如打太极拳、游泳等。为达到健身效果，有氧运动需持续一定时间，达到一定程度，每周需坚持一定的运动次数。无氧运动则是指人在"缺氧"的情况下进行的高速运动，如百米快跑等。由于运动强度过大，能量要求过多，人体内部的糖分来不及通过氧化分解，不得不依靠无氧供能。运动结束后，人常会感觉肌肉酸痛，还需大口喘气。从增强体质、保护血管的角度看，有氧运动所带来的健康益处要比无氧运动多。目前认为，适合中老年人的有氧运动项目：打太极拳、快走、慢跑、游泳、爬山、跳舞、做操及骑自行车等。

测量运动强度有一个简单的方法，最大强度的有氧运动可用公式：心率=220－年龄来推算，中等强度的有氧运动可用公式：心率=170－年龄来推算。例如50岁的人，运动时的心率保持在每分钟120次为好，最好不要超过170次。当然，在用公式判断运动强度的同时，还应该结合自己的感受来判断运动是否过度。具体方法是，运动时微微出汗，不要大汗，运动后假如旁边有人跟你说话，只要你每分钟能讲出70个字就不算过头，休息10分钟以后心率恢复到正常，不感到疲劳，吃得好，睡得香，这就是适宜的运动强度。

具体运动量的计算，我们向大家推荐"三五七"的原则，实用科学。

"三"是3 km（公里），步行3 km以上，每天40 min以上就差不多达到目的了。

"五"是每周最少运动 5 次。

"七"是运动强度要达到中等量运动，也就是：心率 =170－年龄来推算。

五、有哪些中等强度的有氧运动

中等强度的有氧运动方式有：打太极拳、快走、慢跑、游泳、爬山、跳舞、做操及骑自行车等。

1. 步行

每天最好晚餐后步行 40 ～ 60 min，或是每日步行 1 万步，一直坚持下去，对身体非常有帮助。

世界卫生组织在 1992 年明确指出，"世界上最好的运动是走路"。过量运动有时会造成猝死，很危险，步行运动最安全。

应该怎么走呢？全身放松，两眼平视前方，抬头挺胸直腰，两只手在体侧大幅度自由摆动，呼吸平和。走得快慢、距离根据自己的情况来定。

2. 打太极拳

太极拳是种特殊的运动，柔中有刚，阴阳结合。经过打太极拳的锻炼以后，最大的用途是改善神经系统。打拳可以坚持三五十年之久，最重要的是使平衡功能改善，练过太极拳的人不容易摔跤，绊一下不容易摔坏，而一般老人一摔跤就容易骨折，一骨折就容易卧床，一卧床就容易引起很多并发症，经过美国专门对照研究，老年人练太极拳的人比不练的人摔跤骨折少 50%。打太极拳能够使人神经系统、骨骼肌肉年轻化，显得很灵敏，能年轻 3 ～ 10 岁，精力充沛，动作协调。我国的研究证明，练太极拳的人患骨质疏松症的也少。

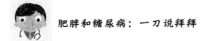
3. 游泳

游泳是所有体育运动项目中对身体各部位的锻炼最为全面的运动。坚持游泳，可以增强机体对外界的反应能力，提高耐寒及抗病能力，使人体肌肉富有弹性，体型健美。为了避免出现不良的后果，下水前应做一些伸臂、弯腰、压腿、转身等简单的体操动作，使全身的关节、肌肉、内脏器官以及神经系统都进入活跃状态。入水前先用冷水擦洗头面、胸腹、四肢等部位，使身体尽快适应水温，然后再进入水中游泳。

（吴海福）

第七节　减重手术前、后的心理指导

不论是肥胖、糖尿病的诊治过程，还是减重手术前后，良好的心理状态非常重要。心理状态如同盐，对菜的营养没有太大影响，对口味却有画龙点睛的作用。心理状态的不同，可以加速或延迟疾病的进程，使得手术之后的恢复变得更加容易或者更加困难。

好的心理状态有助于控制饮食，将改变生活习惯变得轻松而积极；不好的心理状态则会把控制饮食理解为"上刑罚"，以至于每一餐面对美食都痛苦得如同生离死别，难以为继。同样面对手术，好的心态可以帮助积极配合，巩固治疗效果；而不好的心态容易半途而废。所以，积极的心态和良好的应对方式会让改变生活、改变自己更容易、更充满成就感。

一、控制饮食过程中的心理小贴士

不论是肥胖还是糖尿病，在疾病管理中很重要的一部分就是控制饮食。但是"管不住嘴"却是很多患者的通病。不仅平时爱吃，心情好用吃来庆祝，心情不好也用吃来解决。其实，从本质上说，这种"贪吃"是一种手段，是表达情绪的方式。理解了这一点，应对起来就很简单，只要换一种方法替代原先的方式来表达自己的情绪，那么贪吃的情况就可以得到改善。如果仅仅是不吃，在具体操作上非常困难也很痛苦。这里推荐一些具体的措施供大家参考。

1. 进食监测：每次进食的时候都记录下来，什么时间，吃了什么，当时发生了什么事情，我的情绪是怎样的。记录越详细越好，具体到一杯水一根香蕉这样的细节。这是行为改变的第一步。

2. 行为分析：根据自己的进食记录发现其中的规律，比如每次情绪激动的时候，发脾气的时候，吵架的时候就容易进食。一旦出现诱发的情况及时提醒自己："注意！我情绪有波动，可能会乱吃东西了"。

3. 行为改变：寻找合适的替代方式，比如锻炼、唱歌、写作等，因人而异。

看起来容易做起来难，几十年养成的习惯并不是那么容易改变的，但如果大家按部就班认认真真做到以上三条，积习难改其实也没有那么难。当然，大家也可以去寻求专业医师的帮助，在其指导下改变习惯。

二、出现抑郁焦虑情绪怎么办

体型肥胖有时会遭到歧视，罹患糖尿病很多东西不能吃，进行手术难免会经历一些痛苦，这是不可避免地出现情绪的波动，会伴随抑郁焦虑的情绪。抑郁和焦虑是人产生的一种正常情绪，得知自己患了糖尿病心情肯定不会愉悦，同样准备手术之前肯定会有一点焦虑，如果没有一丁点的抑郁或者焦虑反而是一件奇怪的事情。轻度的抑郁或者焦虑并没有什么不好，在某些程度上还可以敦促自己提高警惕，提醒自己注意生活方式，改善生活习惯。

抑郁焦虑的情绪是自然而然发生的，并不意味着懦弱、不够坚强，不需要畏之如洪水猛兽，更不需要担心一旦有了这样的情绪自己便有了精神问题。你所需要的是去面对，疏导和调节。

那如何应对抑郁或者焦虑情绪呢？有一些方法可以供大家参考。

1. 注意力转移："看花看草看小孩"，坊间流传心情不好就可以采取这样的方法，去关注一些美好的有趣的事物有助于改善情绪。不仅仅是花花草草，去公园逛逛看看山山水水以及其他美好的事物都很让人愉悦。另外，养宠物也是一种很好的选择。

2. 培养兴趣爱好，唱歌、跳舞、画画、书法、弹琴、写作、旅游、看电影、烹饪、手工劳动等都是很好的选择，可以根据自己的爱好和能力参与。一些具有体育锻炼性质的活动不仅可以改善情绪，对于修身养性也大有帮助。而一些社交性的团体活动也可以帮助拓展眼界，增加活动量，调节情绪。

3. 渐进性肌肉放松训练，有些专业的行为训练可以帮助放松，调节情绪。大家可以在复旦大学附属中山医院的官网的保健园地中下载我们制作的 MP3，有空的时候可以自己练习。

但是，如果抑郁和焦虑比较严重，影响了日常生活和工作，整天恍恍惚惚，糊里糊涂，甚至有轻生的念头和行为，那就要及时就医，用心理治疗或者药物治疗的方法帮助改善，强迫自己"坚持到底"反而会加重抑郁焦虑症状。具体请看下一小节。

三、什么情况下需要求助心理医师

通过一定的方法我们可以保持良好的心态；如果出现一些不良情绪，我们也可以通过一定的措施改善情绪。但是，如果这些不良情绪非常严重，那就一定不能讳医忌药，就像看内分泌科看普外科那样的看心理医师。

前面讲了有一点的抑郁和焦虑情绪是正常的，也是完全可以自己控制的，那什么样的抑郁焦虑情绪是严重到需要看医师的呢？大概有 3 条标准：①自己有没有觉得跟以前不一样；②其他人（家人、亲戚、邻居或者朋友）有没有觉得跟以前不一样；③以前可以做的工作家务现在还能否胜任。如果 3 条里面有一条明显变化，就应该及时就诊。

有些人会将心理咨询或者心理治疗过度神化，仿佛心理专家跟你聊聊天自己的情绪就会奇迹般地烟消云散了。对于某些暗示性疾病也许真的会有魔术般的神奇效果，但对于大多数人来说，心理咨询或者心理治疗更多的是给你一个新的角度看待问题，一种新的方式对待问题，让你更容易解决问题，但最后具体实施解决问题方案的还是要靠自己。心理咨询或心理治疗就好比拐杖，在你自己走路不那么方便的时候助你一臂之力，但并不是说你有了拐杖就可以自己不用走路，让拐杖把你送到目的地。因此，心理咨询或治疗更多的是从专业的角度提供解决问题的方案，并不是来一次就可以一劳永逸的卖身契。

心理咨询或者心理治疗只是一部分，如果症状很严重等不到心理治疗起效，或者文化程度理解能力、经济因素的影响没有条件做心理治疗，那可能需要服用一些精神科药物。其实在现实生活中，糖尿病患者需要服用抗抑郁抗焦虑药物的并不少见，而这些药物也确实很好地解决了情绪问题，甚至对糖尿病本身也有一定的帮助。

很多人觉得"是药三分毒"，往往不愿意根据医师的建议服药，特别是对于精神科药物，更是视之为洪水猛兽，仿佛服用了精神科的药物就如同自己已经患了精神疾病似的。要知道服用药物是一个权衡利弊的过程，因噎废食不可取。如果不服用药物导致的问题更严重的话，就应该服药。还有一些人，虽然能够配合服药，但是觉得自己没有那么严重，或者觉得我自己也能控制一部分，服药的时候缺斤短两，自以为少吃药可以减少不良反应。事实上，有很多药物不按照剂量服用根本达不到治疗效果，就如同你每天喝一碗粥，虽然饿不死，但也吃不饱啊！这种做法既浪费了钱也浪费了时间，还不解决问题。更何况，现在的药物安全性好，不良反应少，在医师指导下一般不会有什么问题。总而言之，该吃药时就吃药，"死扛"不吃或者打个折扣再吃都是不利于恢复的。

（叶尘宇　季建林）

第八节　减重手术术中是如何护理的

手术室是外科领域中高度体现医学治疗水平的工作环境和抢救患者的重要场所，也是医院重要的技术部门。接下来带您一窥手术室里的真实工作状况，帮助您了解手术室的环境及注意事项，有助于手术的顺利进行，减轻对手术的紧张焦虑的情绪。

一、手术室的护士将在手术前一日下午到病房探望您，告知您需要做哪些准备

1. 请您沐浴更衣保持清洁，这样可以减少术后感染的发生。需要注意的是手术的一个 10 ml 的切口在脐部，请注意清洁脐孔。

2. 手术前 6 h 禁食，4 h 禁水，避免麻醉后呕吐引起的误吸，手术后饮食请根据医嘱。

3. 调整心态，充足睡眠，以良好的状态迎接手术。

4. 请您取下假牙、首饰、手表、发夹、隐形眼镜等物品，贵重物品交给家人保管，以保证您的财产及手术的安全。

5. 手术日请勿化妆，尤其是唇膏和指甲油，以免影响观察。并预先请换好清洁的病员服（上衣反穿，纽扣系在背后，勿穿内衣裤及袜子）。

6. 请您做好个人卫生，如：男患者需要剃须，女患者请将长发盘起。术前请排空大、小便。我们建议您用爽身粉涂抹于颈部、腹股沟等脂肪堆积皱褶处，以免引起湿疹和皮肤糜烂。

7. 请您佩戴好信息正确的腕带，以便于我们核对。

二、减重手术术中的护理，以及进入手术室后需要我们和您共同配合的事宜

1. 手术当日我们会有专门的接送员来接您。需要您注意的是由于手术床较窄，当医务人员将您由推床转移至手术床时为确保安全，请您先用两手感觉一下手术床的宽度，尽量睡在床的中间，不

要随意移动，如有不适请及时告知，我们会及时处理。

2. 手术室护士会调节适宜的手术房间的温度和湿度。进入手术室后，我们会为您播放轻柔的背景音乐，希望能舒缓平和地放松您的紧张心情。

3. 手术开始前，手术室护士、外科医师、麻醉医师将三方与您核对病区、床号、姓名、手术部位、手术标记等信息，希望您积极配合，准确回答。核对无误后，麻醉师会实施麻醉，请您配合。同时，手术室巡回护士将检查各项仪器设备，评估您的皮肤，在各个容易产生压疮的部位垫上硅胶、软枕、保护敷料，防止术后压疮形成。手术室洗手护士核查无菌用物、准备手术器械（为了更好服务于您的手术，我们将会联系手术供应中心提供加长、特制的器械与设备）。

4. 手术前麻醉及手术部位因消毒时要充分暴露，且消毒药水是常温的，加温后将失去效果。因此，消毒时会有凉意，请您不必担心。因为在整个手术过程中，我们会做好保暖工作，如在您颈部围上围脖、补液的手臂上套上袖套，等医师准备消毒时才将您手术区域的被子移开。

5. 麻醉完成后，手术室护士摆放手术需要的体位；脱去长裤，将两腿分开类似剪刀的两个刃，故称"剪刀位"。请您放心，我们会注重保护您的隐私。我们将为您套上弹力袜或使用持续压迫装置，防止下肢深静脉血栓形成。

6. 完成上述准备后，手术室护士和麻醉师连接监护仪，术中严密观察您的生命体征变化，及时分析、判断，及早发现病情动态。

三、手术后的护理

1. 手术结束后，我们会及时护理您的伤口，并为您保暖。您的身上会有导尿管、引流管、中心静脉等，我们会妥善固定，请您切勿自行拔出。

2. 麻醉师会请您做睁眼、深呼吸或做握手等动作唤醒您，请您配合。苏醒期间有可能出现躁动，为了防止发生坠床，在适当的时候，我们将对您进行肢体的约束，以保证您的安全。

3. 待您完全清醒，病情稳定，送您出手术房间时，我们将帮您穿戴整齐，送至苏醒室监护。同时与家属接待室联系，使您回病区时能第一时间内见到您的家属。

4. 由于肥胖和糖尿病是压疮发生的高危因素，而手术时处于被动的体位，骶尾部、足跟等部位长时间受压，会引起发红甚至压疮。希望您能听从病区护士的劝导，定时翻身或采取其他预防受压的措施。

（朱春勤　东　莉　王春林）

第九节　减重手术患者术后早期的监护

减重手术完成后，患者由麻醉医师陪送往外科监护室进行持续监护。护士是监护室中患者的主要照护者，为患者提供安全、优质的护理。

一、生命体征监测

术后患者进入监护室会接受严密的生命体征监测。粘贴在胸前和腹部的电极片和导线将患者的心率、呼吸、吸氧情况等指标传输

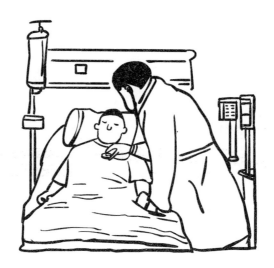

至监护仪；围绕在上臂的血压计袖带通过充放气测量血压数值上传至监护仪，护士通过读取、辨识数据，监测、记录患者病情。

进入监护室的早期，血压的监测较为频繁，血压计袖带充放气对上臂造成一定的压迫，可能会导致患者的不适和轻微疼痛，患者切勿自行将袖带取下，或在血压测量时大幅度活动手臂。少数患者对电极片和导线亦有不舒适的感受，亦不可自行随意取下或去除。否则，将导致患者自身重要监护数据的丢失，影响病情的观察和记录。患者须知轻微的不适感是正常现象，无需焦虑和担心，不应自行去除导线和袖带等重要监测设备，应配合完成各项生命体征的监测，确保自身安全。

二、体位变换

减重手术多在全身麻醉下完成，术后麻醉未醒者需平卧 6 h，头偏向一侧，以防术后恶心、呕吐导致窒息。减重手术患者多患有肥胖，因此完全平卧可能导致患者不适或呼吸不畅，此时，可略微抬高床头 5°～10°，增加患者的舒适度。

　6 h 后，患者可在护士的协助下完成床上翻身，促进肠蠕动。此后常采取的体位为半卧位，这种体位可以减轻腹部伤口的张力，有利于呼吸和切口愈合。患者切不可自行床上突然坐起或下床，因监护室病床的特殊性，上述行为可能导致坠床或其他意外发生，造成严重伤害。因此，若有翻身或坐起等需求请告知床位护士或通过呼叫铃通知，务必在护士的协助下完成床上活动。

三、夜间叫醒

　肥胖患者多伴有睡眠呼吸暂停综合征，夜间常伴有打鼾，呼吸暂停，气促惊醒等现象。在监护室中，护士会时刻监测患者的呼吸情况，记录呼吸的变化及呼吸暂停的时间，与手术前相比是否有好转。当护士发现患者呼吸暂停时间过长，会及时叫醒或拍醒患者，使其尽快恢复自主呼吸，以免窒息。

四、皮肤护理

　肥胖患者因脂肪的堆积使得皮肤皱褶增加，加之肥胖患者易出汗，皱褶处的汗液不易蒸发容易导致皮肤潮湿、破溃、发炎，因此护士会定时查看皱褶处的皮肤情况，以棉垫隔开或涂抹爽身粉保持干燥。肥胖患者易出现皮肤问题的部位有：颈部、腋下、乳房下、腹部皱褶处、腹股沟、大腿根部、臀裂中间等。患者需理解和配合皮肤的查看和处理，以保障肌肤的完整和舒适。

五、查看切口

　减重手术多为微创手术，手术切口小，伤口处有无菌敷贴覆盖，以保持伤口的无菌，预防感染。护士定时查看伤口情况，观察有无渗血、渗液，有无过敏，保持切口敷料干燥，清洁。并嘱咐患者切勿自行撕除敷贴，切勿抓挠伤口，以免伤口感染或皮肤抓伤。

六、指尖血糖监测

肥胖合并糖尿病的患者需接受每 2 h 或每 4 h 指尖血糖的监测，直至转出监护室。监护室医护人员需根据血糖结果调整胰岛素剂量，因此血糖监测十分重要。测量指尖血糖一般选择示指、中指和无名指的指腹采血，护士将采血针快速刺入指腹，把血液滴入试纸，读取数值。因手指末梢神经较为丰富、敏感，刺入时常伴有轻微疼痛等不适，属正常现象，很快会缓解和消失。

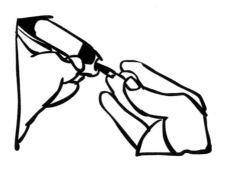

七、禁食禁水

术前禁食禁水使得患者术后多感口渴和饥饿，希望能够喝水和进食。为防止患者腹胀、呕吐或窒息等不良反应，术后需禁食禁水，以确保患者安全。口渴时，护士会用棉签沾饮用水湿润患者口腔和嘴唇，减轻口渴感觉。术后早期如果患者用口腔呼吸会加重口渴，此时患者应尽量用鼻呼吸，可以减轻口渴感。

肛门排气后才可少量进水，以小口慢慢饮用为佳。如无不适则可进食清流质，医院以提供米汤为多，家属可为患者准备去油清汤、过滤果汁、稀藕粉、蜂蜜水、淡柠檬水等。禁止食用豆制品和奶类食物，以防胀气。

八、其他不适

（1）肩背部疼痛

减重手术多在腔镜下完成，术中需在腹部注入大量二氧化碳（CO_2）形成气腹。术后，残留在体内的 CO_2 可使患者出现不同程度的腹胀和肩背酸痛。该类不适感受可通过床上翻身，选择舒适体位等措施改善，在术后 4 ～ 5 天可完全缓解。

（2）消化道不适

术后消化道不适的患者可表现为恶心、呕吐、纳差等，这与术后胃动力不足有关。若严重者需经鼻置入胃管，持续胃肠减压，再辅助其他检查以帮助诊断。置入胃管时，患者可能感到恶心、想吐；留置胃管时，患者可能感到鼻腔和咽部有压迫感和刺激感等诸多不适，但切勿自行拔出胃管，以免造成不必要伤害。

减重术后患者进入监护室后，会接受较普通病房更为严密的监测，监护室护士会为患者提供全面、整体的护理，患者亦需积极配合治疗、护理和监测，早日恢复健康。

（张　琦　朱晓玲）

第十节　减重手术患者在内分泌病房的护理

一、术前护理

1. 健康评估：术前评估患者健康状况，包括评估心脏、甲状腺及食管、胃肠道功能是否正常；口服葡萄糖耐量试验（OGTT）评估血糖水平；心肺功能检测、胸片、超声检查等。了解患者饮食习惯、营养、皮肤等症状，进行针对性护理干预。

2. 心理评估：肥胖影响美观，有碍社交及日常生活，影响生活质量，危害身心健康，常致患者心理负担重。有患者对手术能否成功表示担心；有对术后疗效有疑虑。针对以上心理问题，给予如下护理：加强与患者沟通；介绍手术方法，手术优点及成功病例；使患者和家属产生信任感和亲切感，积极配合手术治疗。

3. 患者准备：

（1）指导患者糖尿病饮食，少量多餐，避免刺激性食物，戒烟戒酒。

（2）术前1天患者沐浴、理发、剃须、剪指甲、更衣。

（3）术前12 h禁食，术前4～6 h禁水。

（4）注意清除脐部污垢，如必要术晨备皮。

（5）术前指导患者床上大小便、带管翻身以及深呼吸、有效咳嗽等练习，防止术后并发症。

（6）术日晨取下假牙、眼镜、发夹、饰品、手表等贵重物品。

（7）指导患者了解手术方式，理解和接受手术潜在的并发症风险，术后生活方式及饮食习惯改变对术后恢复的重要性并有承受能力，能积极配合术后随访，并签署知情同意书。

（8）术前控制血压、血糖。

二、术后护理

1. **严密观察生命体征**：严密观察生命体征，给予心电监护，持续监测血压、脉搏、呼吸、血氧饱和度直至病情平稳。吸氧，保持呼吸道通畅。注意呼吸变化及呼吸暂停时间，防止睡眠窒息。早期注意有无腹腔内出血及消化道出血、休克等并发症。若发现血压下降、脉搏增快、尿量减少等异常情况，应考虑血容量不足、腹腔内出血可能，需立即通知医师处理。

2. **体位护理**：生命体征平稳后给予半卧位，以减轻腹部切口张力，有利于引流和呼吸。鼓励患者尽早下床活动，促进肠蠕动。指导患者进行有效深呼吸、咳嗽、咳痰，保持呼吸道通畅，防止肺部感染。

3. **伤口护理**：注意观察伤口有无渗血、渗液，术后切口敷料偶有渗液属正常现象，但渗液过多或持续浸湿敷料，应通知医师处理。

4. **引流管护理**：

（1）告知患者及家属术后留置的引流管翻身活动时注意保护，防止脱落。

（2）妥善固定引流管，保持其通畅，防止引流管受压、扭曲折叠、移位、滑脱或阻塞。

（3）观察引流液的色、质、量，有异常及时联系医师。

5. **饮食指导**：胃管拔除后指导饮食。饮食原则：避免过度饮食；每日 3 餐，每餐 20 ～ 30 min，细嚼慢咽（至少每口饭 25 下），吞咽的食物要接近液体水平；首先进食富含蛋白质食物，避免高热量食物；根据手术方式不同，需每日补充必需维生素及矿物质；饮用足量液体，避免碳酸饮料。

术后饮食采取渐进式阶段饮食。排气前：禁食；排气后至术后第1周进清流质饮食，如白开水、运动饮料（加水1:1稀释）、过滤不加糖的果汁（加水1:1稀释）、蜂蜜水，第3天后可喝去油鸡汤、鱼汤等；术后第2周进流质饮食，如去油清汤、米汤、米浆、薏苡仁浆、豆浆、牛奶等；术后3～12周软食，以少渣、少纤维、易消化、低糖、低脂、高蛋白、清淡食物为主，少食多餐为原则；术后12周以上固体均衡饮食，需依个体对食物之耐受程度逐一加减进食量，热量摄取可循序渐进至每日需要建议热量。若食用的食物发生适应不良，可以暂时恢复到前一阶段的食物，如：清流或流质或软食，为期约一周。与患者共同分析存在的饮食误区，纠正不科学的饮食习惯，指导食品选购、储存、烹饪，以及形成良好的进食行为。

6. 药物指导及血糖监测　术后口服质子泵抑制剂6周，预防吻合口溃疡；术后需长期补充善存片及复合维生素B，预防脱发，骨质疏松及贫血；对合并糖尿病的患者监测血糖，每日7次，待血糖稳定后逐渐延长监测时间。

三、并发症观察与护理

术后保持胃管通畅，严密观察引流液量、性质、颜色，以判断有无出血；观察是否存在气腹引起的腰背酸痛、皮下气肿；注意有无恶心、呕吐，通过观察腹部体征以明确恶心呕吐的原因是麻醉药刺激、手术引起的胃肠功能紊乱，还是胃动力不足；进食后观察有无腹痛、腹胀、反复溢出性呕吐，以便及早确诊有无吻合口瘘、胃瘫等并发症。

四、出院健康指导

为了达到术后长期减重效果，应对患者进行出院指导，使其明白减重是一个长期且循序渐进的过程，要减少进食量，以免小胃撑大。术后饮食调节和长期随访是术后治疗的一部分。

出院宣教包括：

（1）指导患者坚持合理饮食，做好饮食日记，分析影响减重的原因，纠正不良习惯。

（2）指导患者每日进行至少 30 min 户外快步走、慢跑、骑自行车等有氧运动。循序渐进、持之以恒。活动度以轻度、中度为宜，切忌进行高强度运动，以免造成关节和肌肉损伤，强调增加步行、爬楼梯等习惯性日常活动，并进一步参与到社会活动中去。

（3）建立医患随访卡，卡上注明医师姓名、电话，出现不适时及时与医师联系，以便得到正确指导。

（4）强调术后需终生随访，评定减重效果、营养状态、并发症及生活质量。在术后第一年里，至少要进行 4 次门诊随访（术后 1 个月、3 个月、6 个月、1 年），以及更多的电话或其他方式随访。随访主要内容包括：血糖、糖化血红蛋白、胰岛素、C 肽，以及体重、营养状况、精神状况等。之后则每年一次。

（周云峰　黄慧群）

第五章 患者小故事

第一节 腹腔镜袖状胃切除术患者小故事

患者 H 先生，男性，32 岁，工作于金融机构。幼儿期父母担心其营养不良，鼓励进食，导致食量大，生长发育过程中身高与同龄人相仿，但体重高于同龄人，大概超出正常体重 20% ~ 30%，平时喜欢体育锻炼，但近两年，因工作忙碌，未再进行锻炼，体重骤然增加 25 kg，由原来的 102 kg 增加到 131 kg。平时工作需要与各种职业的人员打交道，并且作为理财师，形象比较重要。帅气、自信是获得客户信任的基本条件。因此为了减轻体重，尝试了多种方法进行减肥，比如运动锻炼，平时喜欢打篮球，于是每日打篮球，但是运动后饥饿感明显，加上周围几个好友均为美食家，体重也相当的可以，架不住别人的邀请和劝说，运动后又去大餐一顿，体重反而持续增加。有个小插曲：每次他们几个朋友打完篮球后都会去吃自助餐，连续吃了 3 天后，第四次去的时候，饭店的老板出现了，说："各位哥们，本次我请客，免单，但是恳请大家以后不要来了，小本生意，多多见谅！"运动减肥宣告失败。节食，但是一天可以，两天可以，一周后就控制不了，恢复原来食量，毕竟长期进食量大，日积月累导致胃已撑大，减少饮食量伴随明显饥饿感需要靠强大的毅力才能坚持，这往往是很多人难以坚持下去的。

这些常规的方法失败后，H 先生转向求助于减肥药物，目前网络、电视广告等充斥着各种各样的减肥药物。吃了减肥药，体重是有所下降，但其后带来了其他的不适，如腹泻、水肿，而且还有很多隐藏的危险如肝脏、肾脏功能损伤等，因为目前医学上并没有推荐有效且不良反应小的药物，频发的电视报道服用减肥药物导致肝功能或肾功能衰竭、心血管疾病等，所以吃了一段时间后不敢继续吃。体重很快就会反弹，反而更重了。

H 先生喜欢看美剧，《实习生格雷》超喜欢看。在《实习生格雷》看到这样的剧情：肥胖的患者，行袖状胃手术，术后没有不良反应，体重下降反而更健康，以前的高血压、糖尿病及脂肪肝也恢复了正常，生活质量提高了。感觉重获新生了，恢复了健康、帅气体型。反复看了几遍，觉得这个减肥的方法比较可靠，不良反应也比较少，可以接受的。于是自己上网查看上海哪家医院可以做。最终看到复旦大学附属中山医院吴海福教授可以做，就慕名而来。然而事情并没有想象的那么顺利，正好碰见吴海福教授即将出国一周，因此向吴海福教授详细了解了手术相关情况后有了一周时间的考虑，而这一周的考虑更坚定了选择手术的想法。于是待吴海福教授回国了，马上住院完善了相关检查后，明确了诊断，排除其他原因如皮质醇增多症等导致的肥胖，肥胖的原因仅与饮食等生活习惯有关，适合行袖状胃手术，无手术禁忌证，遂行袖状胃手术治疗，手术过程相当的顺利，术后也如预期，无明显不良反应，体重逐渐下降，术后 1 年内体重减轻 50 kg，术前血压高、脂肪肝目前也完全消失了。以前白天易困，现在也没有，精力反而更充沛了。目前体重 81 kg，已持续 1 年，身高 183 cm，标准体型，显得更加年轻、自信了，工作也更得心应手了。目前也成为我们的明星病人，乐意和大家分享他的经历。

（常薪霞）

第二节　腹腔镜胃旁路术患者的小故事

　　患者 L 先生，男性，48 岁，公司老板。近 10 多年体重保持在 97 kg 左右，身高 177 cm，体重指数为 29.6。两年前发现血糖高，经完善相关检查，诊断为 2 型糖尿病，一直采用胰岛素注射及二甲双胍口服控制血糖，血糖控制一般。体型肥胖，夜间睡眠打鼾，时常有憋气。白天易犯困，曾经一次开车时打盹，导致车祸，万幸的是没有造成人员伤亡，但是从此以后未再敢开车。近 2 年使用注射胰岛素后体重有所上升，想控制体重，但是苦于无好的方法。运动时气喘明显，关节疼痛难以坚持。节食常常会感到饥饿、出汗、心悸等症状，担心低血糖的发生。一方面担心胰岛素的不良反应，另一方面平时出差多，携带及注射胰岛素不方便，且应酬多，时而忘记注射胰岛素。L 先生本身很注重健康，惧怕血糖控制不佳导致糖尿病慢性并发症的发生，一直在寻找一个可以"一劳永逸或治愈"治疗糖尿病的方法。后来，听朋友介绍，自己也上网查到可以手术治疗糖尿病，仔细了解糖尿病手术治疗的方法，觉得自己比较适合，查询到复旦大学附属中山医院有代谢手术团队在做相关的手术。于是预约吴海福教授的专家号，收入内分泌科进行手术适应证及手术相关适宜的评估。评估结果如下：

　　L先生，体型肥胖，体重指数为29.6，糖尿病病程2年，适合行胃旁路手术，胃旁路手术适合肥胖合并糖尿病、且体重指数＜32的人群。术后即停止胰岛素注射及口服降糖药物，血糖控制良好。其后多次复查血糖达标，体重也逐渐下降。目前为术后近1年，体重71.3 kg，空腹血糖4.9 mmol/L，糖化血红蛋白5.6%，控制良好。无不适，正常上班，也恢复了自己开车。

（常薪霞）